AF375774

DE LA SUPPURATION

DES

ÉPANCHEMENTS SANGUINS

DANS LES PLÈVRES

PAR

Le Docteur G. EVRAIN

Ancien interne des Hôpitaux de Reims
Ancien interne provisoire des Hôpitaux de Paris
Médaille de bronze de l'Assistance publique
Membre correspondant de la Société anatomique

PARIS

G. STEINHEIL, ÉDITEUR

2, RUE CASIMIR-DELAVIGNE, 2

1888

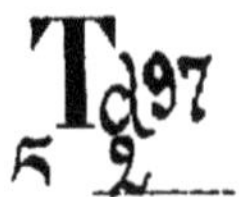

DE LA

SUPPURATION DES ÉPANCHEMENTS SANGUINS

DANS LES PLÈVRES

INPRIMERIE LEMALE ET Cie, HAVRE

DE LA SUPPURATION

DES

ÉPANCHEMENTS SANGUINS

DANS LES PLÈVRES

PAR

Le Docteur G. EVRAIN

Ancien interne des Hôpitaux de Reims
Ancien interne provisoire des Hôpitaux de Paris
Médaille de bronze de l'Assistance publique
Membre correspondant de la Société anatomique

PARIS

G. STEINHEIL, ÉDITEUR

2, RUE CASIMIR DELAVIGNE, 2

1888

DE LA

SUPPURATION DES ÉPANCHEMENTS SANGUINS

DANS LES PLÈVRES

INTRODUCTION

Nous nous proposons d'étudier les conditions pathogéniques de la suppuration des épanchements sanguins dans les plèvres, que ces épanchements soient d'origine traumatique ou qu'ils soient dus à une pleurésie hémorrhagique.

Il est une loi de pathologie actuellement indiscutée : Toute suppuration est causée par des microbes. Là où il n'y a pas de microbes, il n'y a pas de suppuration.

Et cependant presque tous les chirurgiens sont d'accord pour admettre que les *gros épanchements seuls suppurent*.

Ce fait indéniable et vérifié par de nombreuses observations cliniques avait même conduit M. Ch. Nélaton à dire, dans sa remarquable thèse « *que la présence si-* « *multanée de l'air et du sang dans la plèvre n'aggrave* « *pas le pronostic, et que celui-ci reste entièrement* « *subordonné à l'abondance de l'hémothorax* »[1].

Il nous semble difficile d'admettre cette opinion in-

[1] Cн. Nélaton, Th., Paris, 1880, p. 73.

conciliable avec les données de la pathologie générale. Nous avons cherché si l'on ne pourrait pas établir à la fois *par des expériences* et *par des observations cliniques* que les épanchements sanguins *même abondants*, mais aseptiques, ne suppurent pas.

Puis nous avons cherché, *dans la physiologie expérimentale et dans l'étude anatomique des lésions traumatiques*, l'explication de ce fait clinique positif : gros épanchement traumatique, suppuration ; petit épanchement traumatique, pas de suppuration.

Les observations que nous fournit la clinique sont des plus complexes, et souvent des détails insignifiants en apparence, d'une importance capitale en réalité, y sont négligés ou passés sous silence.

Ces observations sont de deux ordres : dans le premier, nous rangeons les épanchements traumatiques ; dans le second, les épanchements non traumatiques. c'est-à-dire les pleurésies hémorrhagiques.

Les épanchements traumatiques sont les plus difficiles à étudier. Nous rappelons sommairement que les plaies pénétrantes de poitrine ne s'accompagnent pas fatalement d'hémothorax et que la plaie pulmonaire peut suppurer sans que pénètrent entre les deux feuillets de la plèvre, le sang, la sérosité, le pus. D'autre part, les épanchements traumatiques ne s'accompagnent pas toujours de plaie thoracique, comme il arrive dans le cas de rupture du poumon, de déchirure de l'artère intercostale par un fragment de côte fracturée. Ces hémothorax se compliquent ou non de pneumothorax.

L'air a pour pénétrer dans le foyer sanguin deux voies : la plaie thoracique et la plaie pulmonaire. On conçoit que la pénétration de l'air se fasse par l'une ou par l'autre, ou même par les deux voies réunies.

Mais, ce qui complique beaucoup l'examen des observations d'hémothorax traumatiques, lorsqu'on veut y démêler les conditions de la suppuration, c'est qu'il est impossible d'y faire abstraction de la plaie extérieure quand elle existe. En d'autres termes, il faut toujours soupçonner l'instrument vulnérant d'avoir causé l'inflammation, la suppuration qui peut se produire. Bornant notre étude aux conditions de la suppuration des épanchements sanguins en général, nous n'examinerons pas en détail le plus ou moins de gravité des hémothorax selon qu'ils sont produits par des instruments piquants ou par des balles entraînant ou non des lambeaux de vêtements. Nous n'insisterons pas non plus sur les dangers que présentent les tentatives intempestives d'examen avec des stylets, des sondes ou le doigt même.

Parmi toutes ces causes d'infection, il est peu aisé de discerner la véritable.

Dans les pleurésies hémorrhagiques, les faits sont plus simples. Toutefois le sang épanché, s'il est soustrait à des agents d'infection, que pourraient lui apporter l'air ou des instruments vulnérants, n'est pas pur ; il est mélangé en proportions plus ou moins considérables à du liquide exsudé d'une plèvre malade.

C'est surtout à raison de la complexité de ces faits

cliniques que nous nous sommes décidés à nous adresser à l'expérience.

Division du sujet. — Après avoir exposé l'historique de la question :

I. — Nous verrons par l'expérience, qui permet d'isoler les différents facteurs de la suppuration, si le sang est capable par cela seul qu'il est en grande quantité dans la plèvre de subir la transformation purulente.

II. — Nous interrogerons ensuite la clinique ; nous examinerons si les faits, que nous y trouvons, concordent avec le résultat de nos expériences, si les gros épanchements ne s'accompagnent pas de conditions cliniques spéciales, entraînant la possibilité de leur infection ; nous rechercherons les raisons pour lesquelles les petits épanchements au contraire ne suppurent pas.

Allant du simple au composé, nous étudierons :

1° La suppuration dans les pleurésies hémorrhagiques.

2° La suppuration dans les épanchements traumatiques de la plèvre.

Nous adressons ici l'hommage de notre reconnaissance à nos maîtres dans les hôpitaux de Reims, à nos maîtres dans les hôpitaux de Paris, particulièrement à MM. les Drs Vidal, Blachez, Gouraud et Péan, à M. le Dr Barth qui nous a toujours témoigné la plus grande bienveillance, à M. le D^r De Lens dans le service duquel nous avons rempli pendant près d'un an les fonctions d'interne.

Nous avons eu la bonne fortune de terminer nos longues années de pratique hospitalière dans le service de M. le professeur Dieulafoy. Qu'il reçoive l'expression de notre gratitude pour les savantes leçons cliniques qu'il nous a données, et pour l'honneur qu'il a bien voulu nous faire en acceptant la présidence de notre thèse.

Enfin, nous devons remercier notre excellent ami le Dr Hartmann, qui nous a fourni de précieux conseils, pour notre travail, et M. le Dr Gley, dont le concours nous a été des plus utiles dans nos expériences au laboratoire de la Faculté.

HISTORIQUE

La tranformation purulente a toujours été la termi-
naison redoutée des épanchements sanguins de la plèvre. Aussi, pour faire l'historique des théories de cette
transformation, n'avons-nous qu'à exposer l'historique
des traitements proposés pour la prévenir dans les plaies
pénétrantes de poitrine [1].

Les chirurgiens semblent avoir eu deux méthodes
de traitement, méthodes tout opposées selon qu'ils re-
doutaient comme cause de suppuration le sang lui-même
ou l'air : les uns s'efforçaient d'empêcher l'accès de l'air
dans le thorax, les autres d'évacuer complètement le
sang, sans s'inquiéter d'y laisser pénétrer l'air.

Ces deux méthodes jusqu'à Guy de Chauliac ont eu
leurs partisans [2].

Roger, Rolland, Jamer, Brun veulent qu'on laisse-
ouvertes toutes les plaies pénétrantes de poitrine sans
s'inquiéter si elles sont ou non accompagnées d'hémothorax ; Théodore et Henric, au contraire, conseillent
l'occlusion.

[1] Dans cet historique nous nous rencontrerons forcément sur un
certain nombre de points avec M. Ch. Nélaton.

[2] GUY DE CHAULIAC. *Chirurgia*, édit. de 1537, tract. III, p. 129.

A partir de Guy de Chauliac qui distingue les plaies pénétrantes avec épanchement des plaies sans épanchement, on peut diviser l'historique du traitement des épanchements sanguins de la poitrine en deux grandes périodes : la première commence à ce chirurgien, la seconde à Pelletan.

I. — *Première période.* — Dans cette première période, le seul souci est d'évacuer la plèvre pour que le sang ne s'y corrompe pas.

Parmi les rares opposants citons François d'Arcé. Bientôt, Ambroise Paré consacre de son autorité cette pratique qui désormais devient la règle exclusive de tous les chirurgiens.

« *Si la plaie pénètre en dedans du thorax*, enseigne-« t-il[1], *au premier appareil ne faut la clore ; mais* « *sera tenue ouverte deux ou trois jours, et si on voit* « *le malade estre avec peu de douleur, n'ayant pesan-* « *teur sur le diaphragme et qu'il respire bien, lors on* « *ostera la tente et la plaie sera consolidée le plus tost* « *qu'il sera possible en mettant un linge délié plus* « *grand que la plaie, couvert de baume agglutinatif.* »

Ambroise Paré n'hésite pas à enlever avec le doigt les caillots dans la plèvre ; il secoue son malade, le met dans toutes les positions favorables à l'expulsion du caillot.

[1] Ambroise Paré. Livre VIII, édit. de Malgaigne.

Les élèves exagèrent les préceptes du maître ; aux tentes sont substituées les canules, les siphons ; les ventouses sont employées pour aspirer le sang ; les psylles vident la plèvre par succion de la plaie.

Peu à peu on se hasarde à recourir à l'empyème pour enlever les caillots, avec une certaine retenue au début (Fabrice d'Acquapendente et Heister), puis sans aucune modération (Morand, Wiedemann, Dupuytren, Sabatier), sans toutefois abandonner les tentes et les bourdonnets.

Les résultats désastreux de ces excès chirurgicaux amenèrent au temps de Dupuytren une réaction absolue.

Déjà Valentin dans ses recherches critiques sur la chirurgie moderne avait condamné l'usage des tentes et bourdonnets. Il est toujours partisan convaincu de l'empyème. Il ferme la plaie pour arrêter l'hémorrhagie et pratiquer ensuite l'empyème à la partie la plus déclive du thorax ; la plèvre, selon lui, supporte impunément le contact de l'air très longtemps.

Hunter juge les plaies de poitrine par balles moins dangereuses que les autres, parce que la blessure plus large permet l'écoulement du sang.

II. — *Seconde période.* — Il faut arriver à Pelletan pour voir énoncer d'une façon très nette les dangers que fait courir l'air à l'épanchement sanguin et les motifs qui plaident en faveur de l'occlusion[1] :

[1] PELLETAN. *Clinique chirurgicale,* 1810.

« *On peut espérer que le poumon supportera la compression et s'y accoutumera par degrés et que la nature procédera à la résolution de la partie la plus fluide du sang qui ne manque pas de subir la séparation de ses principes, quand il est hors de la circulation. On peut même espérer que la résolution s'en fera complètement, le foyer qui renferme le sang ne communiquant pas à l'extérieur et aucune cause ne déterminant la pourriture.* »

Désormais, le vrai danger que l'on redoute dans les épanchements sanguins, c'est l'introduction de l'air dans la cavité thoracique. Les classiques, Boyer en tête, dans son *Traité des maladies chirurgicales*, conseillent dans les plaies pénétrantes du thorax l'occlusion immédiate par bandages agglutinatifs, les pansements rares par crainte de l'entrée de l'air dans le foyer sanguin.

En 1829, Trousseau et Leblanc firent de mémorables expériences sur les épanchements sanguins de la plèvre [1]. Ils injectèrent dans la cavité pleurale d'un cheval, à l'aide d'un entonnoir, du sang pris dans la jugulaire du même animal. Ils opérèrent chez des chevaux la section d'une artère intercostale. De leurs expériences ils tirèrent les conclusions suivantes : le sang en tombant dans la plèvre se coagule instantanément ;

---

[1] Ces expériences sont relatées tout au long dans le *Journal de médecine vétérinaire*, 5ᵉ année, p. 104 et suivantes, et rappelées dans les *Cliniques médicales de l'Hôtel-Dieu*, t. I, ch. XXXIII.

il ne cause aucune irritation s'il n'est pas mélangé à l'air ; si on laisse le sang exposé à l'air avant de l'injecter, ou si on laisse la poitrine ouverte après l'injection, la suppuration se produit.

En 1836, eut lieu à l'Académie de médecine la célèbre discussion sur l'empyème. Bien que cette discussion vise surtout le traitement des pleurésies, la question des épanchements sanguins s'y trouve souvent mêlée. On y voit partout la terreur qu'inspire l'entrée de l'air dans la cavité pleurale ; mais c'est une terreur vague. On redoute à la fois l'action physique et l'action chimique de l'air, il semble même qu'on craigne aussi une action de contact mystérieuse. Tandis que Cruveilhier et Amussat apportent leurs expériences sur les phénomènes immédiats et encore mal connus qui suivent la pénétration de l'air dans la plèvre, Barthélemy cite celles de Trousseau sur les injections de sang dans cette cavité ; il rappelle aussi d'autres expériences tentées en 1820 à l'école de Lyon sur des chiens et des chevaux, et dans lesquelles on a constaté que ces animaux, lorsqu'on leur coupe une artère intercostale ou qu'on leur injecte du sang dans la plèvre, guérissent rapidement, à la seule condition que la plaie qui leur a été faite soit immédiatement fermée. Roux et Récamier redoutent l'air dans les épanchements. Gimelle déclare qu'il a pratiqué l'empyème pour cinq pleurésies et trois hydrothorax ; chaque fois l'épanchement est devenu purulent à la suite.

Cependant l'empyème conservait des partisans ; mais on pratiquait cette opération d'une façon plus réfléchie, plus en connaissance de cause et en cas d'utilité sinon de nécessité, comme Larrey.

En dehors des cliniques chirurgicales de Larrey, et de son mémoire lu à l'Académie sur les plaies de poitrine, les ouvrages des chirurgiens militaires contiennent peu de détails sur la suppuration des hémothorax. Pour Legouest [1], la suppuration est due à l'abondance de l'épanchement, surtout quand il est accompagné d'air. Percy [2] insiste sur l'innocuité de certains projectiles comme des balles dans les plaies de poitrine.

Si nous consultons l'histoire de la guerre d'Amérique [3] nous y trouverons ces conclusions :

Quand le sang épanché dans la plèvre est abondant, il n'est pas absorbé, il reste liquide avec des caillots flottants ; bientôt il subit une décomposition putride. Dans quelques cas enfin, le sang s'enkyste et le caillot enkysté peut se résorber ou subir une fonte purulente, l'abcès s'ouvre alors soit à l'extérieur, soit dans les bronches.

En 1880, M. Ch. Nélaton [4], dans sa thèse appuyée sur de nombreux faits cliniques et expérimentaux, montre les modifications que subit le sang épanché

[1] LEGOUEST. *Traité de chirurgie des armées*, p. 352.

[2] PERCY. *Manuel de chirurgie d'armées*, p. 125.

[3] *The medic. and surg. history of the War of the Rebellion.* Washington, 1870, part. I, vol. II, p. 626.

[4] NÉLATON. Th., Paris, 1880. *Épanchements du sang dans les plèvres, consécutifs aux traumatismes.*

dans la plèvre, sa coagulation, l'absorption du sérum et le travail inflammatoire qui préside à l'enkystement du caillot. Ce n'est qu'au pronostic des épanchements sanguins qu'il parle de leur suppuration et voici en quels termes : « *Si l'influence fâcheuse de l'introduction de l'air dans la plèvre existe réellement, son importance reste secondaire, car la transformation purulente de l'épanchement se serait produite alors même qu'aucune bulle d'air n'aurait fait irruption dans la poitrine.* »

Cette dernière phrase nous ramène à la première période de notre historique, à Guy de Chauliac et Ambroise Paré, et cela même au moment où les idées antiseptiques sont enfin admises par presque tous les chirurgiens.

M. Mangeon [1], dans sa thèse, se contente d'énoncer que les épanchements sanguins de la plèvre, à moins qu'ils n'aient été produits par des instruments septiques, ne suppurent que s'ils subissent le contact de l'air. Mais, fait curieux, il appuie précisément son opinion sur la thèse même de M. Nélaton.

M. Gouzien [2] signale la bénignité des plaies pénétrantes de poitrine, dont quelques-unes compliquées d'hémothorax pendant la campagne de Chine. Il rap-

---

[1] MANGEON. Th., Paris 1880.

[2] PAUL GOUZIEN. Th., 1887. *Des plaies de poitrine par coup de feu et particulièrement de celles observées à Formose et au Tonkin pendant la campagne de Chine.*

porte une observation de suppuration d'un épanchement traumatique de la plèvre remontant au siège de
Paris et emprunté à la clinique du professeur Beau.

Jusqu'ici, comme on le voit, nous n'avons parlé dans
notre historique que des hémothorax traumatiques.
L'historique que nous pourrions faire ici de la suppuration des pleurésies hémorrhagiques ne remonte qu'à
une dizaine d'années. L'un des chapitres de notre thèse
ne sera, pour ainsi dire, que la revue critique des tra-
vaux publiés sur ce sujet.

PARTIE EXPÉRIMENTALE

Dans nos expériences, nous avons cherché à déterminer chez des animaux des épanchements abondants dans la plèvre. Comme nous voulions nous rapprocher, autant que possible, des conditions normales de l'épanchement thoracique chez l'homme, nous nous sommes heurté à un certain nombre de difficultés expérimentales d'ordres divers, plus grandes qu'on ne pourrait le croire à première vue. Nous pensons cependant les avoir presque toutes surmontées et avoir obtenu des résultats qui ne sont peut-être pas aussi complets à tous égards qu'on le désirerait, mais dont il nous paraît légitime néanmoins de tirer des conclusions fermes.

Nos expériences ont été faites au laboratoire de physiologie de la Faculté, avec l'aide de M. Gley, préparateur.

Une injection de sang dans la plèvre semble chose assez simple. Les difficultés surgissent quand il s'agit d'injecter du sang non coagulé, vivant, non mélangé à des liquides qui faciliteraient l'expérience en empêchant ou retardant la formation des caillots dans les instruments, et surtout du sang n'ayant pas subi le contact de l'air. Si nous voulions et devions agir avec l'antisepsie la plus rigoureuse, il ne fallait pas, d'autre part, laisser entrer dans la plèvre une goutte de liquide antiseptique.

Voici quel a été le procédé employé :

L'instrumentation consistait simplement en une canule à introduire dans le vaisseau artériel du chien qui devait fournir le sang, en une aiguille-trocart à introduire dans la plèvre de l'animal en expérience, et, pour relier la canule à l'aiguille, en un tube de caoutchouc aussi court que possible. Notre appareil était donc, et à dessein, réduit à sa plus simple expression et facile à aseptiser.

Aiguille et canule étaient flambées et le tout plongé dans une solution d'acide phénique, au vingtième, pendant 20 à 30 minutes. Ensuite, pour chasser toute trace d'acide phénique, nous faisions traverser le système tout ajusté par un courant d'eau passée au filtre Chamberland.

Laissant alors l'aiguille et la canule plongées dans l'eau filtrée, nous incisions l'artère préalablement choisie et isolée du chien qui devait fournir le sang, et nous introduisions rapidement par cette incision la canule dans le bout central de l'artère, obturée en amont par une pince à forcipressure, le bout périphérique ayant été lié avec un fil.

Cependant l'animal en expérience est déjà attaché

sur une table ou une planchette mobile, de façon à ce que la partie antérieure du thorax soit convenablement tendue. Avec une solution de sublimé, l'espace intercostal choisi pour pénétrer dans le thorax a été soigneusement lavé.

Nous ouvrons alors la pince à forcipressure, et c'est seulement quand le sang a balayé canule, tube et aiguille, celle-ci restant toujours plongée dans l'eau filtrée, que nous enfonçons tout d'un coup l'aiguille dans l'espace intercostal choisi et que nous la faisons passer sous la côte pour la plonger dans la plèvre.

Dans toutes nos expériences l'injection a toujours été faite dans la plèvre droite.

Restait à mesurer la quantité de sang injecté. Nous ne pouvions pour cela recourir qu'à un moyen indirect, la pesée de l'animal avant et après l'opération, la différence entre les deux pesées donnant le poids du sang injecté.

Quant à déterminer la dose maximum du sang qu'il est possible de transfuser dans la plèvre sans amener la mort, nous ne pouvions le faire que par tâtonnements.

Nos premières expériences ont été malheureuses.

Expérience I.

Le 25 janvier 1888, nous avions tenté d'injecter le sang de la fémorale d'un chien dans le plèvre d'un autre chien.

Nous nous sommes trouvé de suite en présence d'une sérieuse difficulté ; le sang sortant de la fémorale se coagulait dans l'aiguille fine que nous employions, de telle sorte que la transfusion pleurale était pour ainsi dire réduite à presque rien.

Expérience II.

27 janvier. — Il en a été de même ici, bien que nous ayons employé une aiguille et une canule de plus gros diamètre et que nous ayons pris le sang de la carotide où la préssion est toujours plus élevée que dans la fémorale.

Il nous a fallu faire monter une aiguille d'assez fort calibre, et pourvue d'un ajutage spécial en forme d'entonnoir, afin qu'aucun rétrécissement brusque, aucune aspérité n'y arrêtassent le cours du sang.

Qu'un caillot se forme en effet dans les tubes, l'expérience est totalement manquée, il faut vider et nettoyer l'aiguille, le tube de caoutchouc, la canule, y faire repasser successivement les solutions antiseptiques et l'eau filtrée. Pendant ce temps l'artère du chien peut s'obstruer elle-même par un caillot, et, en fait, cet accident survient presque fatalement.

Nous insistons à dessein sur tous ces détails minutieux pour montrer combien nous avons tenu avant toute chose à l'asepsie la plus rigoureuse ; car c'est elle qui explique seule, croyons-nous, les résultats que nous avons obtenus.

Nous allons rapporter nos expériences dans l'ordre où elles ont été faites et avec tous les détails, chaque incident expérimental pouvant avoir une grande imporlance. Nous grouperons ensuite et commenterons les résultats obtenus[1].

Expérience III.

20 février. — **1.** Chien de berger pesant 11 kilogr. 140.

On fait couler pendant 5 minutes le sang de la carotide droite d'un gros chien dans la plèvre droite du chien de berger.

L'animal injecté paraît très abattu, il se couche sur le côté droit ; la respiration est très gênée. En percutant la poitrine à droite on trouve de la matité à la partie inférieure ; à la partie supérieure, on constate de la sonorité, et on perçoit les bruits respiratoires à l'auscultation.

Les jours suivants, l'animal est bien portant. Le troisième jour, sa température est normale (39°,65), il n'accuse plus de troubles respiratoires, et l'examen thoracique ne révèle presque rien.

Le septième jour, l'animal est sacrifié par injection intraveineuse d'une substance toxique (ouabaïo, poison de flèches.— Mort en 15 minutes).

A l'autopsie, nous trouvons une suffusion sanguine sous la peau, dans les muscles de la poitrine et dans le médiastin. En examinant la plèvre droite nous voyons dans toute la longueur du cul-de-sac sternal une languette mince, large de 2 à 3 centimètres, ressemblant assez par son épaisseur, sa couleur et son aspect à une languette taillée dans un épiploon. Elle est flottante entre le poumon et la paroi thoracique et n'adhère que par un de ses grands bords au fond du cul-de-sac pleural. Nous trouvons quelques autres plaques plus petites dans le cul-de-sac diaphragmatique et du sang coagulé. Il n'y a pas de pus ni de liquide.

---

[1] Les chiffres arabes se rapportent à des numéros d'ordre sous lesquels nous désignons les animaux opérés.

La plèvre sauf au point où le caillot lui adhère ne présente pas trace d'irritation.

On pourrait objecter à cette expérience que la plèvre du chien suppure difficilement. On sait d'une manière générale que chez le chien les suppurations sont assez rarement aisées et abondantes. Nous avons donc pris désormais des lapins comme sujets d'expérience.

Continuant toutefois à tirer le sang de la carotide d'un chien, nous injections par séries, successivement et sans interruption, deux et même quatre lapins préparés d'avance. Le premier lapin étant opéré, nous interrompions le jet de sang en comprimant le tube de caoutchouc ; la table sur laquelle était attaché le chien était poussée près du second lapin qui à son tour était opéré, et ainsi de suite.

Expérience IV.

26 février. — Nous faisons couler le sang de la carotide gauche d'un chien bull, de taille moyenne, dans la plèvre de deux lapins.

2. *Premier lapin.* — L'injection dure une minute. — Immédiatement après, éclatent des troubles respiratoires considérables. Au bout de une à deux minutes, l'animal succombe [1]. L'autopsie est faite cinq minutes après la mort.

[1]. Cet accident, comme on le verra, s'est présenté un certain nombre de fois, même dans nos dernières expériences, quand nous savions à peu près sûrement par nos essais antérieurs qu'il ne faut pas laisser l'injection se prolonger au delà d'une vingtaine de secondes. Dans tous les cas la mort paraît surtout due à la compression énorme et peut-être un peu brusque que subit le péricarde.

Nous trouvons une grande quantité de sang sous la peau, dans les muscles, dans le médiastin et un peu dans la plèvre gauche. La plèvre droite en est complètement remplie ; déjà le sang y est coagulé.

3. *Deuxième lapin.* — L'injection dure 30 secondes.

Poids du lapin avant l'injection......, 2,390 grammes.
»   après   »   2,460   »

La quantité de sang injecté est donc au moins de 70 grammes. La respiration de l'animal est très gênée à la suite.

Le lapin est examiné avec soin les jours suivants, du 21 février au 5 mars. La gêne respiratoire persiste peu de jours.

L'animal est sacrifié au bout du quatorzième jour, par piqûre du bulbe.

Les viscères sont sains. Dans la plèvre droite se trouve un caillot d'une couleur marron rappelant la couleur du foie de l'homme. Situé à la partie la plus déclive du cul-de-sac diaphragmatique de la plèvre, ce caillot maintient légèrement accolés les deux lobes inférieurs du poumon, dans la dépression duquel il s'insinue un peu. Le caillot est entouré de fausses membranes peu épaisses dont il s'extrait facilement. Sur le péricarde, les fausses membranes sont très adhérentes ; elles le sont beaucoup moins sur la plèvre pariétale au niveau de l'extrémité des dernières fausses côtes.

Il n'y a pas dans la cavité pleurale de liquide, de quelque nature qu'il soit.

Le poumon légèrement comprimé, tassé, crépite sous le doigt.

Expérience V.

9 mars. — Nous faisons passer du sang de la carotide droite d'un chien bull du poids de 14 kil. 600 dans la plèvre de quatre lapins, successivement et dans l'ordre suivant :

4. *Premier lapin.* — Noir, pesant 1,950 grammes.

Le sang coule dans la plèvre pendant 25 secondes. Aussitôt après, éclatent des troubles respiratoires très marqués, et l'animal meurt en moins de cinq minutes.

Autopsie presque immédiate.

Le lapin pèse 2,070 grammes ; il a donc reçu 120 grammes de sang. Le sang remplit toute la cavité pleurale droite ; il est déjà coagulé.

5. *Deuxième lapin.* — Blanc et gris, pesant 1 kil. 970.

L'injection n'est prolongée que pendant 20 secondes.

Deux ou trois secondes après commencent à se manifester des troubles respiratoires. L'animal détaché se traîne péniblement et s'étend sur le ventre ; il succombe au bout de 15 à 20 minutes.

Autopsie immédiate.

Le lapin pèse 2,050 grammes ; il a donc reçu 80 grammes de sang. Ce sang contenu en totalité dans la plèvre droite est coagulé.

Dans l'intervalle de temps nécessaire pour passer du second au troisième lapin, un caillot se forme dans notre appareil.

Tous nos instruments sont simplement nettoyés avec un courant d'eau du laboratoire. (Eau de la Ville).

6. *Troisième lapin.* — Gris. Durée de la transfusion, 15 secondes.

```
Poids avant l'injection......  2.150 grammes.
  »   après      »     ......  2.130    »
```

L'animal est moins lourd ; il a uriné abondamment au cours de l'expérience. Nous ne pouvons donc pas savoir la quantité de sang qu'il a reçue.

La température du lapin monte le premier jour qui suit l'opération à 40°,6, le second à 40°,5 pour retomber ensuite définitivement à 39°,9.

L'animal est tué à la fin du cinquième jour par piqûre du bulbe.

Nous ne trouvons pas de liquide dans la plèvre ; mais simplement quelques fausses membranes qui entourent un caillot pesant 6 grammes. Ce caillot est situé dans le cul-de-sac inférieur de la plèvre ou plus exactement dans l'angle sternodiaphragmatique de la cavité pleurale, c'est-à-dire comme toujours dans la partie la plus déclive.

7. *Quatrième lapin.* — Albinos, 2,800 grammes.

L'aiguille reste plongée 15 secondes dans la plèvre.

Après l'opération, l'animal urine abondamment. Son poids est diminué de 40 grammes.

On le tue le cinquième jour par piqûre du bulbe.

Autopsie. — Nous ne trouvons rien dans la plèvre droite.

Un caillot s'est sans doute formé dans l'aiguille dès le début de l'injection et a arrêté le cours du sang. Il est possible cependant que l'animal ait reçu dans la plèvre quelques grammes de sang, une faible quantité de ce liquide pouvant être résorbée très rapidement.

Expérience VI.

14 mars. — On injecte successivement dans la plèvre droite de deux lapins le sang de la carotide gauche d'un chien.

Dans cette expérience, la canule très oxydée n'a pas été flambée avant d'être mise dans la solution phéniquée.

8. *Premier lapin.* — Noir et blanc, pesant 1,950 grammes.

Durée de la transfusion, 15 secondes.

Poids après l'injection, 2 kilogrammes. L'épanchement déterminé est de 50 grammes. Le lendemain et les jours suivants, la température de l'animal est de 39°,8 ; elle monte à 40°,1 le cinquième jour.

L'animal est sacrifié le septième jour par piqûre du bulbe.

AUTOPSIE. — Dans la plèvre droite, nous recueillons 27 centimètres cubes d'un liquide presque noirâtre, visqueux, dans lequel flottent de petites paillettes noires. Ce liquide se coagule au bout de peu de temps. Dans la partie la plus déclive de la plèvre nous trouvons un caillot de 14 grammes.

Une hydatide est implantée sur la plèvre diaphragmatique.

9. *Deuxième lapin.* Gris et blanc.
L'injection dure 15 secondes.

> Poids avant l'injection . . . . . 2.540 grammes.
> » après » . . . . . . 2.580 »

Il y a donc une augmentation de poids de 40 grammes.

L'animal est tué le septième jour par piqûre du bulbe. A l'autopsie, nous ne trouvons rien dans la plèvre. Le liquide a-t-il été résorbé, comme le fait a été signalé pour les petits épanchements? En tous cas, la plèvre est parfaitement saine et lisse.

Expérience VII.

20 mars. — On injecte successivement deux lapins avec du sang sortant de la carotide gauche d'un gros chien.

10. *Premier lapin.* — Noir et blanc, pesant 250 grammes. Durée de l'injection, 15 secondes. Aussitôt après, dyspnée, convulsions et mort rapide. L'animal porté sur la balance perd une grande quantité d'urine. Il pèse alors 2,350 grammes ; malgré la miction, il y a donc une augmentation de poids de 30 grammes. L'autopsie est aussitôt pratiquée. Le sang est déjà coagulé dans la plèvre droite ; nous en retirons un caillot unique, énorme, pesant 32 grammes. Le sérum a été mal recueilli; cependant sa quantité ne devait pas dépasser, sinon atteindre, 50 grammes.

11. *Deuxième lapin*. — Durée de l'injection, 15 secondes, comme le précédent.

> Poids avant l'injection . . . . . 2.400 grammes.
> » après » . . . . . 2.470 »

L'épanchement déterminé est donc de 70 grammes. L'animal a de la dyspnée, sa respiration est très précipitée. Examiné à diverses reprises, il est toujours trouvé bien portant; sa température moyenne est de 39°,7.

Il est sacrifié le dixième jour. La plèvre droite renferme un gros caillot avec des fausses membranes, et des traces d'un liquide légèrement sanguinolent.

Expérience VIII.

23 mars. — On injecte successivement dans la plèvre droite de deux lapins, du sang de la carotide du gros chien ayant déjà servi le 20 mars.

12. *Premier lapin*. — Jaune gris. La température avant l'expérience est de 39°,6, le poids de 2,640 grammes. Après l'injection, qui dure 15 secondes, le poids est de 2,685. Augmentation, 45 grammes. Les jours suivants, la température oscille entre 39°,8 et 39°,7.

Le 30, l'animal est tué par piqûre du bulbe.

Autopsie. — On trouve dans la plèvre droite un gros caillot, de nombreuses adhérences avec le diaphragme et le péricarde, et de fausses membranes épaisses surtout sur le péricarde. Pas de liquide.

13. *Deuxième lapin*. — Jaune clair.

La température avant l'expérience est de 40°,2, le poids est de 2,530 grammes. Après l'injection, qui dure 15 secondes, le poids est de 2,580 grammes, en augmentation de 50 grammes.

On injecte en outre dans la plèvre du même côté, un demi-centimètre cube de liquide de culture de streptococcus aureus.

La respiration est très accélérée. Le lendemain, l'animal paraît bien portant. La température est de 39°,7, ainsi que les jours suivants ; le 28 mars seulement elle monte à 40°.

On le tue par piqûre du bulbe, le 30 mars.

Autopsie. — On trouve dans la plèvre injectée un énorme caillot appliqué par les adhérences au péricarde. Pas de liquide, pas de pus.

Cette série d'expériences est susceptible de plusieurs objections. D'abord, au lieu de pratiquer, pour imiter ce qui se passe dans les faits cliniques, une saignée à nos animaux, nous leur injections du sang ; de plus, ce sang était un sang étranger (du sang de chien).

Nous avons alors entrepris une autre série d'expériences ; par un procédé différent, nous avons tenté de déterminer un épanchement sanguin dans la plèvre. Ce procédé consistait à produire une hémorrhagie par la section d'une artère intercostale dans la gouttière de la côte qui la protège, au moyen d'une petite aiguille à scarifications de Vidal introduite sous la côte. Nous avions soin de placer à l'avance cet instrument dans une solution antiseptique, de raser soigneusement et de laver à l'eau phéniquée la région du thorax sur laquelle nous allions opérer. Enfin nous faisions décrire à l'instrument un long trajet oblique avant de le plonger sous la côte.

Mais en général, de cette façon, on ne peut obtenir un hémothorax considérable. Le calibre des intercostales chez les chiens et chez les lapins est tel qu'il se forme rapidement un caillot qui obture la plaie artérielle. Enfin, bien souvent, l'artère n'est pas atteinte par la lame dirigée à l'aveugle.

Une première expérience faite sur un chien avec M. Gley ne nous a pas donné de résultat, malgré la section presque complète de la côte. Nous avons fait les expériences suivantes sur des lapins, au laboratoire de M. le Prof. Dieulafoy (hôpital Necker). A tous, nous avons coupé une artère intercostale droite.

Expérience IX.

14. L'animal qui a fait l'objet de cette première expérience a succombé le cinquième jour.

AUTOPSIE. — La plèvre droite ne renferme pas de liquide ; sa surface est lisse, non congestionnée. Un gros caillot mou, pesant 16 grammes occupe le point le plus déclive de la cavité pleurale ; il s'insinue légèrement entre les deux lobes inférieurs.

Aucune fausse membrane n'entoure encore le caillot.

Expérience X.

15. Nous essayons de couper une artère intercostale droite d'un lapin, l'animal mal attaché s'agite, et l'aiguille pénètre assez profondément dans la poitrine.

Une gêne respiratoire considérable succède à l'opération. Cette gêne respiratoire persiste pendant trois à quatre jours. Le thorax de l'animal percuté par petites chiquenaudes résonne comme une peau de tambour. A gauche ce phénomène n'existe nullement. Vraisemblablement il y a un pneumothorax droit consécutif à la plaie du poumon. Ce phénomène disparaît du reste le cinquième ou sixième jour.

L'animal est tué le quinzième jour.

AUTOPSIE. — Nous ne trouvons absolument rien dans la plèvre droite, ni liquide, ni caillot, ni fausses membranes ; la plèvre n'est pas vascularisée. Y a-t-il eu section de l'artère intercostale ? Nous ne trouvons nulle part trace du passage du scarificateur.

Expérience XI.

16. Section d'une intercostale droite sur un lapin à 11 heures du matin.

A 4 heures de l'après-midi, l'animal presque expirant est assommé.

AUTOPSIE pratiquée aussitôt après l'arrêt des battements du cœur. Par une légère piqûre, faite avec la pointe d'un bistouri dans un espace intercostal droit, sort un peu de sang rosé, spumeux.

L'incision de la paroi thoracique laisse couler une grande quantité de liquide rouge. Ce liquide recueilli se sépare bientôt en deux couches ; l'inférieure, rouge, épaisse, mais n'ayant nullement la consistance d'un caillot, est formée par les globules rouges ; la supérieure est formée par le sérum décoloré. Il y a en outre dans la plèvre un caillot mou, fibreux, pesant 20 gr. Plus profondément au fond du cul-de-sac diaphragmatique de la plèvre nous trouvons deux autres petits caillots d'une couleur plus foncée, noirs, moins solides que le premier.

Ces caillots sont évidemment plus récents. Ils ne se sont certainement pas formés dans le cours de l'autopsie ; car cette autopsie a été faite avec beaucoup d'attention et de rapidité.

Expérience XII.

17. Lapin trouvé mort accidentellement 20 minutes après la section d'une artère intercostale. Autopsie immédiate. Quelques grammes de liquide sanguinolent sont trouvés dans la plèvre et un petit caillot noirâtre de 3 gr. 50.

Expérience XIII.

18. En cherchant à couper une intercostale, nous pénétrons dans le poumon. Gêne respiratoire, tympanisme. Pneumothorax probable.

L'animal est sacrifié le 20e jour. La plèvre est parfaitement saine, ne renferme ni liquide, ni caillot; cependant sur le péricarde on voit une faible trace de fausses membranes peu épaisses.

Expérience XIV.

19. Mort le 2e jour. Très petit caillot de 3 grammes, pas de liquide [1].

Expérience XV.

20. Mort le sixième jour.

AUTOPSIE. — Un caillot mince, étalé, unit intimement le poumon et le diaphragme. Ce caillot pèse 7 grammes, il est entouré de fausses membranes épaisses qui le fixent fortement au poumon et au diaphragme.

[1] Ces expériences ont été faites pendant les grandes gelées de février. Dans plusieurs laboratoires beaucoup d'animaux sains ou en expérience sont morts à ce moment sans autre cause appréciable que le froid.

Ces fausses membranes forment de véritables adhérences et ne se déchirent pas aisément; elles ont un reflet verdâtre.

Le caillot a une teinte analogue; au premier aspect on croirait voir du pus; mais il n'en est absolument rien, il n'y a pas de liquide dans la plèvre.

Expérience XVI.

21. Lapin tué et autopsié le huitième jour. Caillot de 7 grammes occupant la place habituelle; il est légèrement adhérent au péricarde par l'intermédiaire de fausses membranes assez épaisses et consistantes à ce niveau.

Dans deux autres expériences, nous n'avons rien trouvé à l'autopsie de nos animaux.

Comme nous n'avons pas soupçonné d'hémothorax consécutif à l'opération, ces deux expériences n'offrent aucun intérêt.

Sur plusieurs cobayes nous n'avons pu réussir à sectionner l'artère intercostale, ces animaux sont morts, de froid sans doute, et l'autopsie ne nous a montré aucune trace d'épanchement.

Les résultats de nos deux séries d'expériences concordent bien, comme on peut le voir. Nous observons cependant une différence. Dans la seconde série, les animaux, sauf un lapin (**21**) qui a été sacrifié le huitième jour et deux autres qui ont présenté peu ou point de traces d'hémothorax (**15** et **18**), sont morts au plus tard six jours après l'expérience.

On sait que les lapins succombent quelquefois brusquement et sans cause appréciable à la suite de l'opération la plus bénigne.

Enfin comme nous l'avons dit (note, p. 33) plusieurs de nos expériences ont été faites au cours d'une longue période de grands froids.

Un fait constant néanmoins, c'est la non suppuration de nos épanchements.

Nous nous étions proposé de produire dans la plèvre de nos animaux des épanchements considérables, sommes-nous arrivés à ce résultat?

La première série de nos expériences nous a permis de mesurer la quantité de sang injecté dans la plaie. Nous avons vu, deux lapins (5 et 11) succomber rapidement à une transfusion de 80 et 90 grammes ; l'un pesait en chiffres ronds 2 kilog. et l'autre 2 kilog. 500.

Sans doute, on ne peut songer à établir une relation exacte entre le poids et la capacité thoracique d'un animal. Néanmoins, il nous semble légitime de conclure par comparaison, que les lapins 3 et 10 pesant tous deux 2,400 grammes ont reçu un épanchement considérable ; en leur injectant la quantité de 70 grammes, nous avons vraisemblablement atteint la limite d'un épanchement compatible avec la vie.

Dans notre seconde série d'expériences, nous nous croyons autorisé à penser que le lapin 14, mort le cinquième jour et chez lequel nous avons trouvé un caillot de 16 grammes, a reçu également un épanchement considérable.

Aucun de ces trois animaux **3**, **11** et **14**, n'a eu de suppuration.

Tous trois ne présentaient aucune trace d'inflammation de la plèvre à l'autopsie. Le lapin **14** n'a, il est vrai, survécu que cinq jours ; mais la plèvre était parfaitement lisse et saine et l'animal avait franchi la période de suppuration, le sérum de l'hémothorax étant complètement résorbé.

A ces trois observations que nous considérons comme les plus probantes, nous devons ajouter toutes celles dans lesquelles nous avons injecté une quantité de sang moindre (variant de 40 à 50 grammes), très notable cependant, eu égard surtout à la faible capacité thoracique du lapin.

L'étude de la marche de nos épanchements nous paraît démontrer aussi que le sang ne peut pas amener la suppuration de la plèvre.

De nombreuses études expérimentales ayant été faites à propos des épanchements sanguins dans la plèvre, à Lyon, puis par Trousseau, Vulpian, Ch. Nélaton, Penzoldt, etc., nous croyons intéressant de rapprocher nos résultats de ceux obtenus par ces expérimentateurs.

Sur nos vingt-et-un animaux observés, six ont succombé : les lapins **2**, **4** et **10**, instantanément ou presque instantanément ; les lapins **5** et **17**, après quelques minutes, et le lapin **16** au bout de cinq heures. Dans ces six cas, nous avons trouvé le sang déjà coagulé bien que les autopsies aient été faites immédiatement après la mort. De plus, l'examen détaillé de toutes nos observations nous semble apporter un argument sérieux à la non suppuration des hémothorax.

Les expériences qui ont eu lieu en 1820 à Lyon et celles de Trousseau avaient établi déjà que le sang dans la plèvre se coagule instantanément; nous n'aurions pas songé à contrôler pour ainsi dire ces expériences si Penzoldt[1] n'avait soutenu assez récemment que la plèvre saine retarde la coagulation du sang au moins pendant 24 heures.

On pourrait nous objecter que le sang des animaux se coagule plus rapidement que celui de l'homme; le fait est exact pour le sang du lapin et du chien ; mais les expériences de Trousseau et de l'Ecole de Lyon ont porté sur le cheval dont le sang est beaucoup moins coagulable.

Le sang arrivé dans la plèvre se sépare donc instantanément en caillot et en sérum. Que va-t-il devenir? D'après M. Ch. Nélaton, s'il est trop abondant, le sérum ne pouvant se résorber, l'épanchement suppure; dans le cas contraire, la portion liquide se résorbe, et le caillot, s'il est petit, disparaît lui-même ou s'enkyste s'il est trop volumineux.

Entre ces deux processus, il en existe un troisième : l'hémothorax sanguin déterminant une pleurésie exsu-

[1] PENZOLDT. *Deutsch. Archiv für Klin. medic.*, 1876, p. 542, cité in *Revue Hayem*, t. 10, p. 83.

dative, un épanchement séro-fibrineux s'ajoute alors à l'épanchement sanguin.

La clinique nous offre de nombreux exemples de cette complication à laquelle Lesdos a consacré une grande partie de sa thèse. Nous la rencontrons également sur le terrain de l'expérience dans la thèse de M. Ch. Nélaton.

Enfin, suivant Penzoldt [1], on trouve souvent autour des caillots une sérosité sanguinolente. Si cette sérosité se coagule, elle est due à un épanchement pleurétique consécutif à l'hémothorax ; si elle ne se coagule pas, elle est simplement constituée par le sérum.

Voyons ce que nous montrent nos expériences à ce sujet. Sur les 21 animaux soumis à l'expérience, 15 n'ont pas succombé immédiatement. Sur ces 15, trois n'ont présenté aucune trace d'épanchement à l'autopsie, soit que la quantité de sang injecté ait été peu abondante, soit même qu'elle ait été nulle ; nous l'avons dit, la résorption complète des hémothorax peu abondants est possible.

Restent 12 sujets ayant eu un épanchement s'élevant de quelques grammes à 70 grammes. L'un d'eux (**19**) est mort le deuxième jour, les autres ont succombé ou ont été sacrifiés du cinquième au vingtième jour.

A l'autopsie de dix de ces animaux il n'y avait plus de liquide dans la plèvre. La résorption du sérum était complète :

[1] Penzoldt. *Loc. cit.*

Le 2° jour, chez le n° **19** dont l'épanchement était minime (le caillot trouvé dans la plèvre ne pesait que 3 grammes).

Le 5° jour, chez le seul chien de nos expériences auquel nous avons injecté 700 grammes de sang (une partie indéterminée avait pénétré dans la cavité pleurale), et chez le n° **14**, dont l'hémothorax que nous n'avons pu mesurer, était considérable (caillot de 16 gr.).

Le 7° jour chez les n° **12** et **13** qui avaient reçu 45 et 50 grammes de sang.

Le 15° jour chez le n° **2** qui en avait eu 70 grammes.

A l'ouverture de la plèvre d'un lapin (**11**) nous avons trouvé des traces de sérosité sanguinolente, mais cet animal avait un épanchement énorme (70 gr.).

Enfin, le dernier des lapins qui n'ont pas succombé immédiatement à l'expérience (**8**) nous a présenté dans la plèvre une abondante quantité de liquide, 20 centimètres cubes. Le liquide recueilli dans un verre s'est spontanément coagulé. L'épanchement était donc inflammatoire et doit être classé, comme le veut Penzoldt à juste raison, dans la variété des épanchements dus à une pleurésie. C'est là un fait unique dans nos expériences, et en l'examinant nous en trouvons l'explication. La canule de cuivre oxydé dont nous nous étions servi pour l'injection — nous l'avons noté dans l'observation — n'avait pas été flambée comme d'habitude avant d'être placée dans la solution antiseptique. De plus, la plèvre du lapin renfermait un kyste hydatique et c'est à cette dernière particularité que nous croyons devoir attribuer l'épanchement inflammatoire ; la pleurésie vraisemblablement existait déjà avant l'injection.

Il résulte, dès lors, de nos expériences que la résorption du sang est très rapide et que, loin de déterminer la suppuration, l'hémothorax si considérable, qu'il soit ne produit même pas de pleurésie exsudative.

Nous avons tenté de faire une contre-épreuve, nous n'avons pas réussi, mais notre insuccès n'a rien qui doive étonner. Nous avons vu que, dans le courant de l'expérience IV de la première série, un caillot s'était formé dans les instruments ; après les avoir vidés et simplement lavés à l'eau du laboratoire, nous avons procédé à l'injection du lapin 8 ; on conçoit facilement que le fait n'ait pas suffi à rendre nos instruments septiques.

Au lapin 13 nous avons injecté une culture de streptococcus aureus ; là encore nous n'avons pas obtenu d'inflammation ; il est clair que, pour une raison ou pour une autre, la culture mise à notre disposition était dépourvue d'activité.

Cette contre-épreuve, du reste, nous la trouvons dans les expériences positives faites à Lyon et par Trousseau.

A Lyon, on a remarqué que la plèvre des animaux injectés suppurait quand on laissait la plaie ouverte, et Trousseau, dans une série d'expériences, obtenait la suppuration en faisant couler dans la plèvre de ses chevaux du sang préalablement mélangé à l'air.

La comparaison des résultats, par nous obtenus au cours de nos expériences, avec ceux de M. Ch. Nélaton [1] et avec les conclusions du travail de Penzoldt, nous fournit une autre contre-épreuve.

Penzoldt est arrivé par ses recherches expérimentales à des conclusions très-différentes des nôtres. A la suite de ses injections de sang dans la plèvre, il ne constate sans doute pas de suppuration, mais il trouve que la résorption du sérum sanguin est assez tardive dans la plèvre du lapin, et que la pénétration du sang dans le thorax paraît généralement suivie de pleurésie à l'inverse de ce qui se passe dans le péritoine.

M. Nélaton admet que le sang peut provoquer dans la plèvre une véritable pleurésie : en voici un exemple bien net, que nous empruntons à l'expérience XIV de sa thèse :

Expérience (Ch. Nélaton).

« Chienne à poil ras de taille moyenne. Injection dans la
« plèvre gauche de 600 grammes de sang. L'animal est tué le
« quatrième jour.

« La plèvre gauche renferme 875 grammes d'une sérosité
« violacée couleur lie de vin et un caillot de 265 grammes.

[1] Nélaton. *Loc. cit.*, p. 98.

« Vascularisation sous-pleurale très exagérée dans toute
« l'étendue de la plèvre ; cette séreuse est partout tomenteuse;
« traînées fibrineuses à la surface du caillot. La plèvre droite
« renferme 275 grammes de sérosité violacée. »

On pourrait prétendre que l'inflammation était due à
la quantité de sang très considérable, il n'en est pas de
même dans l'expérience XVIII que nous résumons :

Expérience (Th. Nélaton).

Chienne griffonne, de taille moyenne, injection dans chaque
plèvre de 35 grammes seulement de sang. L'animal est tué le
sixième jour ; dans l'une des plèvres, simple caillot de 2 à 3 gr.,
dans l'autre, caillot de 7 gr. 50 et *une cuillerée à café de sérosité.*

Comment expliquer la présence vraiment anormale
de ce liquide, même séreux, le sixième jour après l'injection d'une si faible quantité de sang (35 grammes)?

Cette lenteur du sérum à disparaître n'est certainement pas physiologique. Vulpian [1] dit avoir plusieurs
fois, au cours d'expériences analogues, mais faites dans
un tout autre but, injecté dans la cavité pleurale d'un
chien une quantité du sang d'un autre chien variant
entre 30 et 60 grammes, et avoir constaté que 48 heures
après l'injection il n'y avait plus trace de ce sang.

[1] *Études de pathologie expérimentale sur les concrétions sanguines qui se forment dans l'appareil circulatoire,* cours de 1874,
publié dans le *Journal de l'École de médecine.*

Nélaton pratiquait ses injections avec un transfuseur de Roussel, mais il ne mentionne aucune précaution antiseptique.

Nous ignorons le procédé suivi par Penzoldt pour faire les siennes, mais la date de son travail (1876), permet de supposer qu'il n'a pas eu non plus recours à la désinfection de ses instruments.

Puisque l'antisepsie est précisément la différence fondamentale qui existe entre leurs expériences et les nôtres, nous en concluons que c'est à cette différence qu'est due la différence des résultats.

Si aucun de nos animaux, en dehors du lapin 8, n'a présenté trace de pleurésie, si, dans nos autopsies, nous avons trouvé le sérum résorbé au bout de peu de temps, c'est grâce à l'antisepsie minutieuse qui a présidé à toutes nos expériences.

« La présence du sang, d'après Trousseau [1], n'est pas fort irritante ; mais la lésion qui a causé l'épanchement sanguin est un peu plus offensive, et amène assez communément une phlegmasie de la plèvre et du poumon ».

Autrement dit, ce qui produit l'inflammation de la plèvre dans les épanchements sanguins ce n'est pas le sang, c'est la *plaie* ou mieux *l'instrument* qui apporte dans la blessure des *micro-organismes* divers.

Le sérum est rapidement résorbé quand l'épanche-

[1] TROUSSEAU. *Cliniq. méd. de l'Hôtel-Dieu*, t. I, ch. XXXIII.

ment est aseptique quelle qu'en soit la quantité ; reste le caillot. Ce caillot constitue un corps étranger, mais un corps étranger aseptique, et la pleurésie qu'il provoque est une pleurésie toute particulière, ce n'est pas une *pleurésie exsudative* c'est, pourrions-nous dire, une *pleurite adhésive*.

En un mot, le sang se comporte dans la plèvre, comme dans tous les tissus, cellulaire ou musculaire ; même abondant, il ne peut amener l'inflammation de la séreuse et par conséquent la suppuration.

Que la plaie qui a causé l'épanchement sanguin soit infectée de micro-organismes par l'agent vulnérant, le sérum se résorbe lentement ou bien une pleurésie exsudative complique l'épanchement à bref délai (dans l'expérience XIV de la thèse de Nélaton que nous avons rapportée, cette pleurésie était en plein développement le quatrième jour même de l'hémothorax), ou enfin l'épanchement sanguin tourne à la purulence.

Lenteur de la résorption, exsudation de la plèvre, suppuration, sont trois degrés divers d'infection, dépendant soit de la nature, soit de la quantité, soit simplement de l'état d'activité ou de développement des micro-organismes introduits dans l'épanchement.

Nous allons maintenant interroger la clinique et nous verrons si elle confirme ou contredit les résultats de nos expériences.

PARTIE CLINIQUE

I. — Pleurésies hémorrhagiques.

Les épanchements non traumatiques de la plèvre sont, comme les épanchements déterminés dans nos expériences, à l'abri de l'air et des germes extérieurs. Ils en diffèrent cependant ; l'hémorrhagie, en effet, se fait dans une plèvre malade et déjà remplie d'un épanchement plus ou moins abondant.

Il est évident que du sang versé dans une plèvre malade, au milieu d'un liquide d'une composition d'ailleurs fort variable, ne peut se comporter comme le sang injecté dans une plèvre physiologique. Il se coagule néanmoins, incomplètement peut-être ; mais, en raison du travail qui amène l'extravasation du liquide pleurétique et du sang lui-même, il est évident que l'absorption de l'épanchement est impossible.

Ces hémothorax n'ont donc pas de tendance à une résorption au moins immédiate ; ils peuvent durer très longtemps, et comme ils sont parfois très abondants et que d'autre part la plèvre est presque toujours malade et enflammée, ils se trouvent dans des conditions favorables pour suppurer.

Le liquide, disons-nous, est parfois très abondant dans la pleurésie hémorrhagique ; ce liquide n'est pas du sang pur, il est presque toujours mélangé à une quantité plus ou moins considérable d'épanchement pleurétique ; même dans le cas de cancer de la plèvre, si l'hémothorax est produit par la rupture, l'ulcération d'un vaisseau de la tumeur, il est rare que l'hémorrhagie n'ait pas été précédée d'une pleurésie plus ou moins intense. Ces cas d'hémorrhagie dans le cancer de la plèvre se rapprochent beaucoup de nos hémothorax expérimentaux, on y trouve fréquemment des caillots de formation plus ou moins ancienne et souvent complètement enkystés. Ainsi que le fait observer M. Dieulafoy, les hémothorax dans le cancer, forment une sorte d'intermédiaire entre les hémothorax traumatiques et non traumatiques. Nous nous rapprochons davantage encore des hémothorax traumatiques avec ceux qui sont dus à l'ulcération lente d'un anévrysme de l'aorte.

L'analyse des liquides recueillis dans les pleurésies hémorrhagiques est rarement pratiquée ; il semble, du reste, que les proportions plus ou moins grandes de leurs deux facteurs — sang et liquide pleurétique — ne doivent pas avoir au point de vue de la suppuration future une grande influence, puisque l'épanchement pleurétique lui-même, quelle qu'en soit la constitution, tire tous ses éléments du sang.

Toutefois il est un élément du sang dont l'abondance paraît jouer un certain rôle dans les épanchements pleurétiques, hémorrhagiques ou non : c'est l'hématie.

Le liquide extrait de la pleurésie simple contient toujours un certain nombre de globules rouges, généralement de 400 à 500 par millimètre cube. Ces globules sont exsudés de la plèvre en même temps que les globules blancs par le fait de la violence de la congestion, pendant la période que M. Dieulafoy appelle période d'engouement, rapprochant ainsi le processus de la pleurésie de celui de la pneumonie.

Parfois, l'hyperémie de la plèvre est telle que le chiffre des globules rouges augmente considérablement dans l'épanchement ; « *tout épanchement aigu ne dépassant pas* 3000 *globules rouges est une pleurésie simple, qui n'a aucune tendance à la suppuration* »[1].

Il en est tout autrement quand le chiffre des globules dépasse 5000, alors que la teinte rosée apparaît à peine dans le liquide pleural. Nous sommes alors en présence de ce que M. le Prof. Dieulafoy appelle une pleurésie *histologiquement hémorrhagique*. Cette pleurésie *histologiquement hémorrhagique* n'est qu'une phase de la pleurésie purulente, elle en est la première période, la période de congestion, d'engouement.

En 1877, dans sa communication à la Société médicale des hôpitaux sur les pleurésies histologiquement hémorrhagiques, M. Dieulafoy, séparant complètement de son étude les pleurésies franchement hémorrha-

---

[1] DIEULAFOY. *Path. interne*, t. I, p. 181.

giques, consécutives aux cancers, traumatismes, etc...,
s'exprime en ces termes : « *Supposons qu'on ponctionne
une de ces pleurésies entre les deux périodes de son
évolution (engouement et purulence) on croira que la
purulence est consécutive à la première ponction, alors
qu'elle n'est que la conséquence naturelle de l'évolution
de la pleurésie purulente* » [1]. Ainsi la pleurésie histologiquement hémorrhagique suppure fatalement.
Examinons s'il en est de même de la pleurésie *franchement hémorrhagique*, dont le caractère est de compter
plusieurs milliers de globules rouges par millimètre
cube. La limite entre ces deux variétés est assez mal
tranchée, insensible, puisqu'il ne s'agit que d'une différence de un à deux milliers de globules. Si la purulence
dépend de la plus ou moins grande quantité de sang de
l'épanchement, la suppuration doit être la règle des
pleurésies franchement hémorrhagiques.

De nombreuses thèses ont été faites et de nombreuses
observations publiées dans différentes revues sur la
pleurésie hémorrhagique; mais nous n'avons pas vu
qu'avant la thèse de M. Moutard-Martin [2], le sujet
qui nous intéresse, la transformation purulente, ait été
abordé. Dans son chapitre sur le pronostic des épanchements, M. Moutard-Martin, après avoir exposé les

[1] *Société médicale des hôpitaux.* Séance du 27 juillet 1877. Compte
rendu, p. 236.

[2] Moutard-Martin. *Th.*, Paris, 1878. *Étude sur les pleurésies
hémorrhagiques néomembraneuses, tuberculeuses et cancéreuses.*

théories du Prof. Dieulafoy sur les pleurésies histologiquement hémorrhagiques, et si étonnant que
lui paraisse le privilège qu'auraient les pleurésies
franchement hémorrhagiques de persister à l'état
hémorrhagique et de « *guérir parfois par une ou plusieurs ponctions et sans passer par la purulence* »,
s'exprime ainsi [1] :

« Néanmoins, je crois en me fondant sur les obser-
« vations qui terminent ce travail pouvoir placer à
« côté de la formule adoptée par Dieulafoy : *les pleu-
« résies histologiquement hémorrhagiques* (au-dessous
« de 6000 hématies par millimètre cube) *deviennent
« presque toujours purulentes*, la formule suivante
« applicable aux seuls faits dont je m'occupe : *les pleu-
« résies franchement hémorrhagiques ne deviennent
« presque jamais purulentes.* »

Mangeon [2] dans sa thèse présente quelques considérations sur la suppuration spontanée des pleurésies
hémorrhagiques ; il rappelle que dans les thèses de Moutard-Martin et de Darolles, on n'en trouve aucun exemple.
Selon lui, les arguments en faveur de la suppuration
spontanée se réduiraient à cette phrase d'une observation de la thèse de Blumenthal [3] empruntée aux cliniques de Dolbeau : « Dans la partie déclive quelques

---

[1] MOUTARD-MARTIN. Th. citée, p. 89.

[2] MANGEON. *Étude sur les pleurésies hémorrhagiques et leur
suppuration.* Th. 1880.

[3] BLUMENTHAL. Th., Paris, 1878.

E. 4

flocons de pus concret ? » et à une autre observation de cette thèse qu'il cite tout au long et qui lui semble une preuve douteuse. Pour nous, elle n'est même pas douteuse ; il nous suffit de dire que le malade de cette observation, à l'autopsie duquel on trouva du pus dans la plèvre, avait succombé dix-neuf jours après une ponction au trocart : la relation de cause à effet est évidente.

Nolais[1] rapporte six cas de pleurésie hémorrhagique ; dans la dernière la suppuration de la plèvre suivit l'opération de l'empyème.

A la séance du 14 décembre 1883 de la Société médicale des hôpitaux, Moutard-Martin communique une nouvelle observation : chez un vieillard de 74 ans, la guérison suivit la ponction ; il en signale trois autres de Chouppe et Paulin.

La pleurésie hémorrhagique est loin d'être une affection très rare ; nous en avons recherché et trouvé plusieurs cas inédits ; mais ils n'offraient pour notre thèse aucun intérêt en raison du peu de durée et de la quantité restreinte de l'épanchement.

Nous avons fait sur ce sujet appel à l'expérience de notre excellent maître le D⟨r⟩ Dieulafoy. Il nous a dit avoir vu et ponctionné lui-même un grand nombre de pleurésies hémorrhagiques. « Depuis que mon atten-
« tion a été attirée sur ce point, a-t-il ajouté, je ne me

---

[1] NOLAIS. Th., Paris, 1882. *Étude sur la pleurésie hémorrhagique.*

« rappelle pas avoir vu un cas de suppuration sponta-
« née. La suppuration, quand elle existe, doit tou-
« jours pouvoir s'expliquer par une ponction faite sans
« les précautions d'asepsie nécessaires. » Nous aurons
d'ailleurs à tirer grand profit pour notre travail des
leçons faites par notre maître en 1886 à l'hôpital Saint-
Antoine sur les pleurésies hémorrhagiques et des observations qui y sont publiées.

Cependant attribuer à une ponction mal faite la
transformation purulente d'un épanchement sanguin
pourrait sembler une pétition de principe, la ponction
étant seule capable d'affirmer le diagnostic de la nature
hémorrhagique de cet épanchement. Aussi, croyons-
nous qu'il n'est pas inutile d'étudier avec soin les nombreuses observations que nous fournit la clinique ; nous
y verrons que la suppuration ne s'est pas produite malgré
toutes les circonstances, tenant soit à l'état du malade
soit à l'épanchement lui-même, qui paraissaient devoir
la favoriser.

Examinons d'abord l'état des sujets atteints de pleurésie hémorrhagique. Le seul fait de l'hémorrhagie
pleurale dont l'abondance peut être grande est une cause
d'affaiblissement profond. De plus elle se produit chez
des gens souvent déjà débilités par le cancer et surtout
par la tuberculose, arrivés même au dernier degré de
la cachexie ; et cependant l'autopsie ne révèle pas de
suppuration chez ces malades atteints d'hémothorax
souvent depuis des mois.

L'alcoolisme considéré comme une cause possible de pleurésie hémorrhagique est aussi regardé comme étant d'un pronostic grave au point de vue de la suppuration ; pas plus chez les alcooliques que chez les vieillards l'hémothorax spontané ne devient purulent.

Nous avons déjà signalé l'observation communiquée par M. Moutard-Martin à la Société médicale des hôpitaux (4 déc. 1883) [1]. Il s'agissait d'un vieillard de 74 ans guéri d'une pleurésie hémorrhagique à la suite d'une seule ponction. Dans sa thèse nous en trouvons un autre cas remarquable et dont voici le résumé :

« Pleurésie hémorrhagique du côté droit chez un vieillard « de 81 ans. Extraction de 14 litres de liquide sanguinolent « par sept ponctions successives. Affaiblissement progressif « du cœur. Mort. » Le malade mit trois mois à se cachectiser, à mourir ; la septième ponction faite seulement trois semaines avant la mort donne deux litres et demi d'un liquide toujours semblable à celui des premières ponctions, coloré comme du vin de Malaga.

Débilitation, cachexie, sénilité, qui sont d'un pronostic si fatal dans toutes les affections chirurgicales, dans les blessures, ne jouent donc ici aucun rôle.

Enfin l'étude des conditions d'*abondance* et de *durée* des épanchements nous donne toute garantie pour ériger en loi absolue ce fait que les épanchements non traumatiques de la plèvre ne suppurent pas.

[1] MOUTARD-MARTIN, Th., Paris, 1878, obs. XXXI, p. 119.

L'*abondance* de l'épanchement dans les pleurésies hémorrhagiques est parfois véritablement prodigieuse. Des épanchements de 2000, 2250 grammes, qui sembleraient considérables dans des cas d'hémothorax traumatiques, sont ordinaires. Souvent la plèvre renferme trois litres, trois litres et demi de liquide et même plus. La thèse de Moutard-Martin nous offre deux exemples remarquables. L'observation I du groupe des pleurésies hémorrhagiques cancéreuses [1] nous montre une ponction donnant issue à quatre litres et demi de liquide coloré en rouge.

D'après l'observation XII du même groupe [2] on trouva environ quatre litres de sérosité sanguinolente à l'autopsie d'un malade qui avait déjà subi trois thoracentèses ; les deux premières avaient fourni 2500 et 3500 grammes du même liquide.

La *durée* des hémothorax est souvent considérable. Les épanchements dans les pleurésies hémorrhagiques simples ont le privilège de guérir généralement par une ponction. Cependant nous pouvons rappeler l'observation de ce vieillard de 81 ans qui succomba après trois mois de maladie et quatre ponctions successives.

Dans les pleurésies tuberculeuses, d'après Moutard-Martin, la mort à brève échéance est la règle ; plusieurs ponctions sont rarement pratiquées ; pourtant il est des

[1] MOUTARD-MARTIN. *Loc. cit.*, p. 141.
[2] MOUTARD-MARTIN. *Loc. cit.*, p. 154 et suivantes.

cas de guérison au bout de deux et trois ponctions. Mais il est toute une catégorie de pleurésies hémorrhagiques tuberculeuses omise dans sa thèse, les pleurésies qui se produisent dans le cours de la tuberculose chronique du poumon et de la plèvre. Celles-là ont parfois une durée aussi longue que les pleurésies d'origine néoplasique.

Dans le cancer l'épanchement hémorrhagique de la plèvre récidive avec une rapidité et une persistance telles que l'on a conseillé de n'enlever par la ponction qu'une faible quantité de liquide, en raison de la saignée véritable occasionnée par cette ponction.

Signalons l'observation VI de la thèse de M. Moutard-Martin[1] : *sarcome primitif du poumon droit et de la plèvre. Pleurésie hémorrhagique, onze thoracentèses. Extraction de onze litres de liquide par les six premières. Expectoration albumineuse non hémorrhagique, bourgeon cancéreux au niveau d'une des piqûres.* (Gazette médicale de Paris, 1877, p. 236.)

Néanmoins dans l'observation XII[2] la purulence se déclare à la suite de la quatrième ponction ; mais la relation de cause à effet est évidente.

En regard de ce cas malheureux, nous allons rapporter en entier deux observations de M. le Prof. Dieulafoy qui nous semblent des plus probantes en faveur de

---

[1] MOUTARD-MARTIN. *Loc. cit.*, p. 147.
[2] MOUTARD-MARTIN. *Loc. cit.*, p. 157.

notre thèse ; nous y verrons réunies toutes les causes de suppuration que nous venons d'énumérer.

OBSERVATION I

Tirée du mémoire de M. BINET, reproduite par Dieulafoy : Leçons sur la pleurésie hémorrhagique. *Gaz hebdomad.*, 1885, 1er mai, p. 287.

Pleurésies avec épanchement observées dans le service de M. Dieulafoy à l'hôpital St-Antoine, année 1883.

M. Pierre, 33 ans, chaisier, entre dans mon service le 16 septembre 1882.

Cet homme n'a pas d'antécédents tuberculeux dans sa famille et jouissait d'une bonne santé, lorsqu'il y a trois ans, à la suite d'une quinte de toux, il eut une hémoptysie abondante qui ne se renouvela pas. Il entra alors à Saint-Antoine, où il resta deux mois. Depuis lors la santé était revenue, plus de toux, plus d'hémoptysies.

Une quinzaine de jours avant son entrée, il est pris de frissons répétés et d'un point de côté violent à droite ; il continue cependant à vaquer à ses affaires et se décide enfin à venir consulter, à cause de la persistance d'une toux quinteuse et d'un peu de gêne de la respiration. On trouve alors un grand épanchement à droite : matité complète en avant et en arrière avec abolition des vibrations thoraciques, pas de skodisme sousclaviculaire. Souffle rude aux deux temps ; pas d'égophonie ni pectoriloquie aphone. Respiration gênée, température 39 degrés. On pratique immédiatement la ponction, et on retire un litre de liquide très hémorrhagique. Le surlendemain (19 septembre) la température s'élève à 40 degrés. Le liquide se reforme et, le 20, la plèvre est de nouveau remplie. Deuxième ponction d'un litre de liquide hémorrhagique. Le liquide diminue un peu, puis il se reforme encore et une troisième ponction est pratiquée le 26 ; puis une quatrième le 4 octobre, une cinquième le 11, et une sixième le 16. Mais le liquide qui jusqu'alors avait été franchement hémorrhagique, ne présente plus à la sixième ponction qu'une teinte légèrement rosée. Le malade a maigri, s'est affaibli.

Le 25. Septième ponction ; le liquide est absolument séreux. Dès lors l'épanchement entre en résolution, au commencement de novembre la respiration s'entend dans le poumon. Plus de souffle, pas d'égophonie ; quelques râles disséminés des deux côtés ; mais à la percussion on trouve toujours un peu de matité à la base droite, en arrière. On pratique à ce niveau des applications réitérées de pointes de feu. Vers le 15, le liquide paraît avoir complètement disparu, on entend de gros frottements à la base droite. Cependant la température reste élevée, le malade s'affaiblit de plus en plus, il maigrit et se plaint de sueurs nocturnes.

En décembre, il persiste de la submatité dans toute la hauteur à droite, en arrière. Au sommet droit, la respiration d'abord rude et soufflante, prend bientôt un timbre caverneux. Des râles sous-crépitants s'entendent aux deux sommets ; à la base droite, on perçoit toujours des frottements. L'état cachectique se prononce de plus en plus, et la mort arrive à la fin de janvier.

A l'autopsie, on trouve une tuberculose pleuro-pulmonaire La plèvre droite est très épaisse, le feuillet costal atteint un centimètre et quart d'épaisseur et se montre formé de couches de tissu conjonctif infiltrées de cellules embryonnaires, surtout autour des vaisseaux. Ceux-ci sont extrêmement nombreux, particulièrement à la face endothéliale, où ils présentent des parois très minces, fragiles, qui même paraissent manquer sur certains points. Nombreuses granulations tuberculeuses dans son épaisseur et à la face costale.

Observation II

Société médicale des hôpitaux, Séance du 11 février 1886, t. III, 3ᵉ série, p. 36.

Cancer primitif de la plèvre. — Pleurésie hémorrhagique.

En 1884, le 20 novembre, entrait dans mon service à l'hôpital St-Antoine, salle Andral, n° 6, un jeune garçon de vingt-trois ans. Mon interne M. Barbe, qui vit le malade le soir de son entrée, constata un épanchement de la plèvre gauche qui fut évalué à 2400 grammes. La matité remontait en avant jusqu'à la clavicule, l'auscultation décelait du souffle, de l'égophonie, pectoriloquie aphone, et le cœur très dévié battait entre le bord droit du sternum et le mamelon droit.

Suivant l'usage établi dans mon service, dès qu'un épanchement pleural dépasse 2 litres, l'urgence de la thoracentèse est déclarée. L'aspiration fut donc pratiquée séance tenante avec l'aiguille n° 2, et la surprise fut grande quand apparut un liquide fortement hémorrhagique ; on se borna à en retirer un litre.

Quand je vis le malade, le lendemain de son entrée, je constatai que l'épanchement devait encore atteindre 1600 à 1700 grammes.

Le malade racontait qu'il avait éprouvé depuis quelques mois de violentes douleurs dans les derniers espaces intercostaux du côté gauche, et plusieurs fois il avait rendu des crachats colorés de sang. Pendant cette première phase en quelque sorte préparatoire, ses forces avaient diminué, jusqu'au moment où était survenue une phase plus aiguë, datant de quelques jours et caractérisée par des frissons et un peu d'oppression. C'est à ce moment qu'il était venu à l'hôpital.

Le liquide hémorrhagique retiré par la thoracentèse était très légèrement fibrineux, et l'analyse détaillée faite par M. Yvon dénote que le sang entre pour un dixième dans la composition de ce liquide.

Pendant les deux premiers mois, l'état du malade fut à peu près stationnaire, le pouls était accéléré, mais la fièvre était nulle, et la dyspnée constituait le caractère dominant. L'oppression, était si vive, et l'épanchement se reformait avec une telle persistance et une telle rapidité que, pendant ces deux premiers mois, on dut pratiquer sept fois la thoracentèse. Le malade ne toussait pas, ne crachait pas, ne maigrissait pas, et aucun signe nouveau n'apparaissait.

Pendant les dix semaines suivantes, l'oppression devint si vive, si angoissante que le malade réclamait la thoracentèse comme on réclame une piqûre de morphine, si bien que, pendant ces dix semaines on dut la pratiquer vingt-cinq fois, le liquide ayant le même caractère hémorrhagique et non fibrineux.

Il est vrai que l'on ne retirait chaque fois que 3 à 400 grammes de liquide, parce que le malade éprouvait des douleurs et des tiraillements, qui forçaient à suspendre l'écoulement.

A dater de cette époque, l'état du malade s'améliore légèrement, en ce sens que la dypsnée était moins vive, et le liquide avait une si faible tendance à se reproduire que deux nouvelles thoracentèses ne furent pratiquées qu'en trois semaines.

Quelle était donc la nature de cette pleurésie hémorrhagique ?..... on a dû pratiquer trente-six fois la ponction en six mois et retirer plus de 20 litres de liquide.....

Nous étions donc amenés par voie d'élimination à admettre l'existence d'une pleurésie cancéreuse.....

A dater de cette époque, c'est-à-dire cinq mois après le début apparent de la maladie, la situation du malade devint à peu près tolérable ; la dyspnée disparut complètement, le liquide se reproduisit en si faible quantité que pendant neuf mois et demi, c'est à-dire jusqu'à la mort, il ne fut plus pratiqué une seule thoracentèse. L'appétit était assez bien conservé, l'amaigrissement semblait s'arrêter par moments et le malade put même quitter l'hôpital pendant une quinzaine de jours.

Aucun signe nouveau n'apparaît, si ce n'est une phlébite de la jambe droite, phlébite qui reste à l'état d'ébauche. Le malade, très friand des piqûres de morphine en prit une telle habitude, qu'il arriva à supporter jusqu'à 50 centigrammes par jour de morphine. L'amaigrissement fit de lents progrès, et l'appétit disparut graduellement. Le malade n'avait pas l'aspect d'un cancéreux et les signes habituels de la cachexie cancéreuse faisaient défaut. Il s'éteignit le 5 janvier.

Voici les résultats de l'autopsie. Cancer primitif de la plèvre diaphragmatique gauche; la tumeur cancéreuse a le volume du poing, et la cavité pleurale contenait un litre environ de liquide hémorrhagique. Le poumon gauche est tassé dans la gouttière costo-vertébrale, il contient une tumeur cancéreuse du volume d'une noix. Rien dans le poumon droit, ni dans le médiastin, ni dans les ganglions bronchiques.

Le cancer a envahi secondairement les trois premières vertèbres lombaires, la partie du sternum, les dernières fausses côtes gauches. On trouve un noyau cancéreux de la dimension d'une noix dans le foie, deux noyaux de la dimension d'une fève dans le rein gauche et un petit noyau de la dimension d'un grain de chènevis dans la cloison interventriculaire du cœur.

Cette observation nous engage à faire les réflexions suivantes:

1° Le cancer de la plèvre peut exister chez les jeunes sujets.

2° La persistance et la reproduction rapide de l'épanchement sanguin surtout quand le liquide n'est pas fibrineux, est un signe à peu près certain du cancer. Ainsi on a vu que chez notre malade, les thoracentèses ont dû se succéder coup sur coup, au *point qu'on a dû en pratiquer trente-cinq en cinq mois, et retirer 20 litres de liquide hémorrhagique.* Dans une observation fort comparable à la nôtre et citée dans la thèse de M. Arnaut de la Ménardière, *on a pratiqué trente fois la thoracentèse en six mois chez une jeune femme de trente et un ans, atteinte d'un cancer pleural, et on a retiré 40 litres de liquide hémorrhagique...*

3° Les pleurésies hémorrhagiques ne deviennent pas purulentes. Non seulement elles ne suppurent pas spontanément et du fait de leur évolution, mais elles ne suppurent pas, même quand elles ont subi vingt, trente, quarante fois la thoracentèse.

Dans ces deux observations, nous trouvons réunies toutes les causes capables de favoriser la suppuration, cachexie la plus profonde des malades, inflammation de la plèvre, qui mesurait dans la première observation 1 centimètre d'épaisseur, abondance et durée de l'épanchement, un nombre prodigieux de ponctions. Il est vrai que dans la ponction, « ce n'est pas l'opération qui fait la purulence, mais l'opérateur » [1].

Si nous ajoutons à ces considérations cette statistique du Prof. Dieulafoy : « Toutes les opérations de pleurésies prises dans mon service sont publiées ; dans ces dernières années, j'ai pratiqué ou fait pratiquer à mes élèves la ponction de la plèvre 115 fois pour des pleurésies hémorrhagiques et plusieurs centaines de fois pour des pleurésies simples, et jamais je n'ai constaté la transformation d'une pleurésie simple ou d'une pleurésie hémorrhagique en pleurésie purulente » nous pouvons conclure avec lui :

« Les pleurésies hémorrhagiques ne deviennent pas des pleurésies purulentes, elles restent hémorrhagiques pendant toute la durée de leur évolution, qu'il s'agisse d'hématôme simple, de pleurésie tuberculeuse ou de pleurésie cancéreuse. »

[1] Dieulafoy. Sur les pleurésies hémorrhagiques, *Gazette hebdomadaire*, 1886.

Mais, à côté de ces pleurésies simples, cancéreuses, tuberculeuses, les seules étudiées dans la thèse de Moutard-Martin, les seules que nous avons eu jusqu'à présent en vue dans notre analyse, il en est une autre variété, celle que l'on rencontre dans les maladies graves et les maladies infectieuses (fièvres éruptives, scorbut, etc.).

Que dans ces cas l'hémothorax ne soit qu'un hydrothorax hémorrhagique ou qu'il soit consécutif à l'inflammation de la plèvre, il nous intéresse également. Malheureusement, les observations en sont peu nombreuses. La ponction pourrait seule révéler le caractère hémorrhagique de l'épanchement, et comme la ponction est rarement indiquée, on ne le découvre qu'à l'autopsie. Il est donc impossible de savoir par la clinique si ces pleurésies suppurent.

Le raisonnement cependant suffit pour nier le fait. En effet, l'hémothorax dans les maladies infectieuses ne doit pas plus suppurer que les rash et les suffusions sanguines que l'on rencontre, simultanément parfois, dans le tissu cellulaire, les muscles et les différents tissus.

La pleurésie franchement hémorrhagique, comme la pleurésie simple, à l'inverse de la pleurésie histologiquement hémorrhagique, ne suppure donc pas. Il faut évidemment chercher à cette différence une cause autre que la présence en plus ou en moins d'un millier de globules rouges. Or dire de la pleurésie histologiquement hémorrhagique qu'elle est fatalement appelée à suppurer, c'est dire, il nous semble, qu'elle porte en soi les germes de la transformation purulente, qu'elle est une maladie infectieuse. La présence d'un certain nombre d'hématies a simplement une valeur au point de vue du diagnostic et du pronostic, valeur considérable ; mais, pour déterminer la suppuration, il faut un autre élément spécifique. Cet élément spécifique, dans la pleurésie histologiquement hémorrhagique, transsude de la plèvre en même temps que les globules, durant la phase d'engouement, de poussée congestive. Dans la pleurésie simple ou dans la pleurésie franchement hémorrhagique, l'élément de la suppuration ne peut venir que du dehors, introduit par l'air ou un instrument de ponction chargé de cet élément.

II. — Des épanchements sanguins traumatiques des plèvres.

Les épanchements traumatiques chez l'homme ne semblent pas suivre la même marche que les épanchements déterminés chez les animaux dans des expériences de laboratoire. Aussi a-t-on contesté toute valeur à ces expériences.

Il nous semble difficile d'admettre que la plèvre de l'homme échappe aux lois quasi-physiologiques auxquelles est soumise la plèvre d'animaux aussi divers que le cheval, le chien, le lapin.

Le sang, dit-on, épanché dans la plèvre de l'homme ne se coagule pas toujours complètement et le sérum est plus lent à se résorber que chez les animaux.

Déjà, du temps de Trousseau, des chirurgiens expérimentés, des auteurs accrédités prétendaient avoir retiré dans des épanchements sanguins traumatiques, par la ponction ou l'incision, une assez grande quantité de sang liquide ; mais le liquide pris pour du sang n'est que du sérum coloré par des globules et ne contenant pas de fibrine.

Cependant, il est un fait qui pourrait expliquer, jusqu'à un certain point, que le sang ne soit pas complètement coagulé dans les épanchements thoraciques. L'hémorrhagie consécutive à la plaie de la paroi thoracique ou du poumon se produit en général très lentement ; il ne se fait plus une coagulation en masse comme lorsqu'on injecte presque d'un bloc une quantité considérable de sang dans la plèvre. A un certain moment, ce sérum peut tenir en dissolution une quantité de sang plus ou moins considérable ; le sang coulant toujours, une nouvelle coagulation se fait et ainsi de suite. Peut-être même le sérum qui baigne la plaie pulmonaire ou thoracique empêche-t-il la formation du caillot qui arrêterait l'hémorrhagie. Nous croyons chez un de nos lapins (**16**) avoir, pour ainsi dire, assisté à la formation successive d'une série de caillots. Nous l'avons en effet sacrifié cinq heures après la section d'une artère intercostale, et nous avons trouvé, au-dessus d'un caillot inférieur énorme, deux petits caillots plus mous, plus foncés, plus récents.

Les hémorrhagies en nappe, faibles, durent parfois très longtemps dans la plèvre, favorisées qu'elles sont par l'aspiration thoracique. Souvent elles semblent arrêtées, puis se reproduisent, et c'est peut être à des récidives d'hémorrhagies, à de nouveaux épanchements sanguins qu'il faut attribuer, dans certains cas, la lenteur apparente de la résorption du sérum.

Dans d'autres cas, cette lenteur d'absorption est réelle. Nous avons dit que, chez les animaux en expérimentation, la persistance exagérée de l'épanchement notée par plusieurs observateurs était due à un certain degré d'infection. La plèvre étant enflammée il s'y produit un mouvement fluxionnaire, mouvement qui peut ralentir, arrêter, même surpasser le mouvement d'osmose, d'absorption, c'est-à-dire aller jusqu'à l'exosmose, l'exsudation.

Dans la thèse de Lesdos [1] se trouvent plusieurs cas de véritables pleurésies exsudatives. Il est même, croyons-nous, peu d'hémothorax consécutifs à des plaies pénétrantes de poitrine qui ne s'accompagnent d'un degré plus ou moins considérable de pleurésie, les plaies quelles qu'elles soient étant rarement d'une asepsie absolue.

Nous n'avons pas la prétention d'expliquer ainsi tous

[1] LESDOS. Th. Paris, 1882. *Contribution à l'étude de l'hémothorax traumatique.*

les faits qui semblent en désaccord avec nos expériences. Il est évident que chez un individu, dont la nutrition et la circulation sont altérées, le mouvement
d'osmose nécessaire à l'absorption peut ne pas se produire ; c'est ce qui arrive lorsqu'un épanchement considérable gênant la respiration et la circulation com-
promet en même temps la nutrition ; c'est ce que l'on
voit dans certains cas d'épanchements traumatiques
sans plaie thoracique.

Sont-ce ces épanchements considérables qui doivent
suppurer ? D'après M. Ch. Nélaton : « *Il est des épanche-*
« *ments peu abondants où l'air pénètre et se renouvelle*
« *incessamment et qui ne suppurent pas néanmoins.*
« *D'autre part, si une vaste collection liquide remplit*
« *la cavité pleurale, alors même que l'accès de l'air n'y*
« *est point possible, les accidents éclatent.* »

Nos expériences qui montrent que le sang est un
liquide parfaitement toléré dans la plèvre, même à des
doses considérables, les expériences de Trousseau
d'après lesquelles le contact de l'air amène fatalement
la transformation purulente des épanchements sanguins,
les observations cliniques de pleurésies hémorrhagiques
où nous avons vu des épanchements de quatre litres de
liquide ne pas suppurer, sont en contradiction absolue
avec ces données.

Toutefois, nous l'avons dit, les assertions de M. Ch.
Nélaton reposent sur des faits exacts. Si nous examinons les observations cliniques, nous voyons que les

E.   5 épanchements faibles accompagnés de pneumothorax énorme ne suppurent pas, que d'autre part, ce sont les gros épanchements qui subissent la transformation purulente. Nous allons étudier ces deux variétés d'épanchements :

1° *Epanchements faibles accompagnés de pneumothorax.* — Dans ces épanchements, la plaie thoracique petite est en général rapidement fermée ; elle ne permet donc pas à l'air extérieur un accès large et de longue durée dans la poitrine. Le poumon n'est que, superficiellement atteint dans les parties éloignées des gros vaisseaux et c'est par les alvéoles et les dernières ramifications des bronches que l'air pénètre.

Le pneumothorax ainsi formé est tellement abondant, que, dans les mouvements respiratoires ou les secousses de la toux, l'air ressort par la plaie thoracique chassé de la plèvre comme par une pompe foulante. Il y a longtemps que l'innocuité de ce genre de pneumothorax a été signalée.

Lors de la discussion de l'Académie de médecine sur l'empyème, Roux disait : « *Des hommes entrent avec des fractures de côtes accompagnées de la déchirure des poumons, l'air pénètre dans la plèvre et cependant il est rare qu'il en résulte de grands accidents* » ; il attribuait, en ce cas, la bénignité du pneumothorax surtout à l'état sain de la plèvre. Pour d'autres, l'innocuité serait due à ce que l'air ainsi épanché ne peut se renouveler, hypothèse qui ne saurait évidemment s'appliquer aux cas nombreux où l'air s'échappe par la plaie thoracique.

Lister, il y a 20 ans déjà, invoquait pour expliquer le fait, la filtration de l'air par les bronches. Tyndall devait par des expériences précises fournir la vérification de « ce soupçon qui porte la marque du génie » [1].

Dans une expérience reproduite par Lister [2], Tyndall plaçait des flacons remplis d'air atmosphérique et bien fermés dans une chambre obscure, de telle façon que chacun d'eux fut traversé par un rayon puissamment condensé de lumière solaire. Le rayon lumineux, réfracté par les particules flottantes de poussière, formait une traînée blanche, aussi bien dans le corps de la bouteille qu'au dehors ; l'air du flacon était donc chargé de poussières flottantes aussi bien que l'air extérieur. Laissant les flacons bien fermés reposer pendant quinze jours, et les exposant ensuite au même rayon de lumière condensée, Tyndall constata que la ligne lumineuse finissait brusquement des deux côtés aux parois du verre.

L'air était « *optiquement vide* », les particules solides s'étant condensées sur les parois du flacon.

Dans ces mêmes conditions, Tyndall après avoir fait une forte expiration dans le rayon de lumière condensée

<hr>

[1] TYNDALL. *Les microbes*. Traduction de L. DOLLO, p. 42.
[2] LISTER. *Œuvres réunies* Trad. de G. BORGINON, p. 269.

remarqua que l'air expiré laissait dans ce rayon une traînée absolument obscure. Il en conclut que l'air expiré était optiquement vide, optiquement pur.

Voici cette expérience [1] : « Je remplis mes pou-
« mons d'air ordinaire et respire par un tube de verre
« au travers du rayon. La condensation de la vapeur
« d'eau de l'haleine se manifeste par la formation d'un
« nuage lumineux blanc de texture délicate. Nous sup-
« primons le nuage en séchant l'air avant son arrivée
« dans le tube, ou, plus simplement encore, en chauf-
« fant le tube de verre. La trace lumineuse est, par un
« moment, interrompue par l'haleine, parce que les
« poussières revenant des poumons suppléent en
« grande partie, aux particules déplacées. Après
« quelque temps, cependant, un disque obscur appa-
« raît, dont le ton se fonce graduellement jusqu'à ce que,
« vers la fin de l'expiration, le rayon semble percé par
« un trou extrêmement noir dans lequel il est impos-
« sible de discerner des particules quelconques. Ainsi,
« l'air plus profond des poumons est absolument libre
« de matières en suspension. Il est donc dans les con-
« ditions requises par l'explication de Lister. Cette ex-
« périence peut se répéter un nombre quelconque
« de fois avec le même résultat. »

L'air en traversant l'arbre bronchique s'est débarrassé sur la muqueuse bronchique de toutes les particules solides qu'il renferme :

[1] TYNDALL, Loc. cit.

« Dans le cas de piqûre du poumon sans plaie ex-
« terne », dit Lister [1], s'appuyant sur cette expé-
« rience, « l'air a subi avant d'arriver dans la plèvre
« une filtration, qui l'a privé des germes de putréfac-
« tion, à son passage dans les tuyaux bronchiques,
« qui par leur calibre étroit, leur cours tortueux, leur
« enduit muqueux et leurs cils vibratiles semblent par-
« faitement s'approprier à la fonction d'arrêter les par-
« ticules solides de l'air inspiré. Conséquemment, les
« fluides épanchés retiennent inaltérés leurs caractères
« originaux et la plèvre non irritée les absorbe rapi-
« dement. »

Et plus loin, Lister [2] explique par cette filtration
de l'air « ce fait remarquable et précédemment inex-
« plicable que, dans une fracture simple de côte, si l'un
« des fragments pique le poumon, le sang versé par
« cet organe vasculaire dans la cavité pleurale, quoi-
« que mêlé d'une quantité considérable d'air pénétré
« par le même orifice, demeure exempt de décompo-
« sition, comme le prouve l'absence de tout symptôme
« de pleurésie dans les cas de ce genre ».

Lister cite alors un fait clinique de plaie du poumon
dans lequel la plaie thoracique ne livrait pas passage à
l'air extérieur. L'individu observé mourut au 13e jour,
par suite de la compression pulmonaire causée par ce
pneumothorax. L'air était poussé en si grande quan-

[1] LISTER. *The Lancet*, 1867.
[2] LISTER, *Brit. med. Journal*, 1868, et *Œuvres réunies*, p. 95 et 96.

tité par la plaie pulmonaire qu'il sortait par la plaie thoracique et ballonnait le tissu cellulaire du corps entier. A l'autopsie, Lister ne trouva pas d'épanchement ; la plèvre énormément distendue était saine et lisse.

Dans nos expériences, nous avons vu qu'en cherchant à sectionner une artère intercostale nous avions produit chez deux de nos lapins un pneumothorax sans amener la suppuration de la plèvre. Mais chez ces deux animaux (15 et 18) nous n'avons trouvé à l'autopsie que peu ou pas de trace d'épanchement.

Cette pureté optique de l'air expiré est remarquable, mais la pureté optique est-elle suffisante pour affirmer l'asepsie absolue, l'absence de microbes? L'air inspiré, avant d'arriver à l'arbre bronchique, traverse les fosses nasales, la bouche où il se trouve en contact avec la salive, les dents enduites de mucosités et souvent cariées, les papilles caliciformes de la langue, les cryptes de l'amygdale, en contact par conséquent avec tous les micro-organismes décrits dans l'intéressant travail publié par M. Vignal [1], et qui traduisent si souvent leur présence par la fétidité de l'haleine; il paraît bien étonnant que cet air puisse être aseptique, même après avoir traversé les bronches.

Qu'il soit optiquement pur, l'expérience de Tyndall en fait foi; mais est-il bien exempt de tous ces micro-

[1] VIGNAL. In *Archives de physiologie*, 1886, 3, s., t. VIII, p. 325.

organismes dont le microscope seul semble capable de déceler la présence? Le fait n'est pas douteux. Dans une expérience, Tyndall a montré, dans de l'eau, à l'aide du rayon de lumière condensée, des particules flottantes que n'avait pu révéler le microscope avec les grossissements les plus forts. Cependant nous ne croyons pas sans intérêt de reproduire ici le résumé des recherches faites par MM. Straus et Dubreuilh *sur l'absence de microbes dans l'air expiré*, recherches communiquées à l'Académie des sciences dans la séance du 5 déc. 1887[1].

« Nous nous sommes servis de flacons à deux tubu-
« lures, remplis de bouillon alcalinisé et stérilisé. L'un
« des tubes, par lequel arrivait l'air expiré, était effilé
« à son extrémité inférieure, qui plongeait au fond du
« liquide; l'air expiré, barbotait ainsi, en bulles très
« fines, à travers une couche épaisse de bouillon et
« devait se dépouiller à peu près complètement des
« particules solides qu'il pouvait contenir. Dans un
« certain nombre d'expériences, le bouillon maintenu
« à une température de 25° fut additionné de gélatine,
« afin d'augmenter la viscosité du liquide et de prolon-
« ger ainsi le contact des bulles avec le liquide. Les
« séances d'expiration étaient d'environ une demi-
« heure pour chaque flacon; le liquide de chaque fla-
« con était donc traversé par 250 lit. à 300 lit. d'air

---

[1] Voir *Comptes rendus*, t. CV, p. 1128.

« expiré [1]. Les flacons étaient ensuite pendant plu-
« sieurs jours mis à l'étuve à 35°. »

« Le plus grand nombre de ces flacons demeurèrent
« stériles ; quelques-uns seulement se troublèrent par
« une végétation de micro-organismes ou laissèrent se
« développer des moisissures. Mais ces cas étaient ex-
« ceptionnels et en partie, sans doute, attribuables à des
« fautes de manipulation (projection d'un peu de salive,
« expiration trop brusque, etc.). »

Les recherches de MM. Straus et Dubreuilh ne font
d'ailleurs que confirmer les recherches antérieures de
MM. Grancher, Charrin et Karth qui n'ont jamais constaté dans l'air expiré des phthisiques la présence du
bacille de Koch ou de ses spores.

L'air expiré est donc un air stérilisé. Mais est-il bien
certain que l'air, après avoir traversé une fois seulement dans l'inspiration l'arbre bronchique, arrive
aux bronchioles, aux alvéoles, dépouillé de tout germe
infectieux ?

En un mot, où se fait la filtration ? les micro-organismes arrivent-ils jusqu'aux dernières ramifications
des bronches ?

M. Polguère a fait de nombreuses recherches sur
les micro-organismes du poumon. A l'aide d'une serin-
gue de Pravaz, il a pratiqué, avec toutes les précautions
d'asepsie usitées en pareil cas, des ponctions capillaires

---

[1] L'expiration, faite lentement, avait lieu à la suite d'une
inspiration lente et profonde.

dans le poumon de cinq individus indemmes d'affection de cet organe. Une seule fois, le liquide recueilli, qui avait été pris sur une chlorotique, a donné naissance à des cultures [1]. Il resterait à savoir dans quelle partie du parenchyme pulmonaire, tissu cellulaire, vaisseaux, bronchioles ou alvéoles, les micro-organismes qui ont donné naissance à ces cultures ont été recueillis par la ponction.

Les recherches faites après la mort sur des poumons sains d'individus décédés subitement ont donné à M. Polguère de tout autres résultats. Selon lui, certains micro-organismes se développeraient très rapidement 24 heures après la mort dans le poumon normal, et il décrit ces organismes.

Ce sont vraisemblablement des micro-organismes de ce genre que M. Lannegrace, dans une communication à la Société de biologie (séance du 10 mars 1888), vient d'étudier. Ces microbes ont été extraits par un procédé insuffisamment exposé ; nous ne savons pas si les bronches de petit ou de gros calibres ont été enlevées avant le lavage du tissu pulmonaire, et enfin, fait important, les recherches semblent avoir porté sur des poumons enlevés de la cavité thoracique à l'autopsie, par conséquent 24 heures après la mort.

Aussi, croyons-nous que les résultats obtenus par M. Lannegrace ne sauraient infirmer les conclusions

---

[1] Polguère. Th., 1888. *Des infections secondaires.*

de Polguère : « *A l'état de santé il n'existe au sein du parenchyme pulmonaire, grosses et moyennes bronches mises à part, aucun organisme, et cela dans la très grande majorité des cas* ».

Cette restriction finale ne satisfaisant pas notre esprit, nous avons cherché un moyen détourné pour voir si les germes infectieux de l'air pénétraient jusque dans les dernières ramifications bronchiques.

Si les dernières ramifications bronchiques du poumon, si les alvéoles pulmonaires renferment des micro-organismes, il est évident que les plaies même superficielles du poumon qui les intéressent fatalement sont exposées à suppurer. Nous avons tenté de faire sur des cobayes, placés dans une atmosphère chargée de microbes, des plaies pulmonaires aseptiques. Mais ces plaies étaient forcément très petites, se cicatrisaient très rapidement ; nous avons imaginé de déterminer sur d'autres cobayes des eschares à la surface du poumon dans le but de voir si ces eschares resteraient aseptiques.

EXPÉRIENCES

FAITES AU LABORATOIRE DE M. LE PROFESSEUR DIEULAFOY
A L'HOPITAL NECKER

EXPÉRIENCE I

Nous avons fait à plusieurs cobaye s de petites plaies du poumon à l'aide d'une aiguille à scarifications de Vidal. Trois cobayes seulement ont survécu.

Aussitôt la plaie cutanée recouverte d'une croûte protectrice, sèche, solide, c'est-à-dire au bout de quelques heures, nous avons logé ces animaux dans une caisse remplie de paille. Sur la paille, nous avons semé plusieurs fois par jour de la poudre de lycopode, dans laquelle nous avons éteint en quelque sorte des cultures de staphilococcus aureus et citreus et d'un streptococcus aureus. Les cobayes, en se blottissant dans la paille, s'enveloppaient eux-mêmes d'un nuage de poussières septiques.

De ces trois cobayes, l'un est mort deux jours après l'expérience ; des fausses membranes reliaient la plaie thoracique au diaphragme. Chez les deux autres, morts après huit jours de séjour dans la caisse, l'autopsie ne nous a montré aucune lésion de la plèvre et du poumon.

Expérience II

Dans la même caisse nous avons logé trois autres cobayes [1] auxquels nous avions précédemment injecté quelques gouttes d'une solution de potasse caustique à 1 gramme pour 2 grammes d'eau. L'un de ces cobayes était injecté depuis dix jours déjà, les deux autres depuis une demi-journée.

Le premier de ces animaux est mort au dix-huitième jour de la lésion pulmonaire. A l'autopsie, nous avons trouvé le feuillet viscéral de la plèvre fortement adhérent au feuillet pariétal au point d'entrée de l'aiguille à injection. Sous la plèvre-viscérale, à ce niveau, existait un petit tubercule blanc, à peine gros comme une lentille, dur, crétacé, fortement enchâssé dans le tissu pulmonaire. Autour, une zone de tissu un peu grisâtre se confondant insensiblement avec le tissu sain.

Les deux autres cobayes sont morts aux neuvième et dixième jours de l'expérience.

[1] Ces trois cobayes et les précédents sont morts à deux jours d'intervalle, de froid vraisemblablement.

A l'un, nous avons trouvé, le long du bord antérieur du poumon, quatre ou cinq noyaux ardoisés de sphacèle superficiels.

Chez l'autre cobaye, les noyaux plus profonds formaient de petits îlots irréguliers, séparés les uns des autres. La plèvre pariétale présentait deux petites taches ardoisées ou un peu jaunâtres. Nulle part, il n'y avait d'adhérences entre les deux feuillets de la plèvre. Les noyaux de sphacèle étaient séparés du tissu sain par une zone à peine marquée de tissu rouge, un peu congestionné.

Expérience III

Nous avons de nouveau injecté un peu de solution de potasse caustique dans le poumon de deux autres cobayes, mais sans les exposer à des poussières septiques.

1° L'un est mort le neuvième jour [1] présentant sur le bord sternal du poumon droit deux noyaux de sphacèle du volume d'un pois. Le poumon était tout ratatiné, dur; là, comme dans les cas précédents, nous n'avons pas trouvé de sillons de séparation entre le tissu sain et le tissu sphacélé; les noyaux sphacélés adhéraient assez intimement au tissu sain. Le poumon a été mis dans l'alcool. Quelques jours après, nous avons énucléé un des noyaux. Les bronches étirées ne se rompaient que dans l'intérieur du caillot; leur extrémité libre hors des tissus sains avait un calibre d'un demi-millimètre de diamètre au moins, la section était béante.

2° Au second cobaye nous avons injecté une goutte de solution; nous l'avons sacrifié au bout d'un mois. Nous n'avons trouvé que deux taches ardoisées assez superficielles sur la plèvre.

Nous savons que les plaques sphacélées soumises

[1] La mort ici ne saurait être attribuée au froid.

à l'influence atmosphérique se putréfient facilement. Or, nos noyaux de sphacèle étaient bien exposés au contact de l'air; les bronches étaient béantes. Malgré cela, nos eschares sont restées aseptiques, sans tendance à l'élimination. Nous avons donc obtenu des eschares qui se résorbent comme les corps étrangers aseptiques introduits dans les tissus, ou mieux comme les infarctus du cerveau, comme les fragments d'os frappés de nécrose dans une fracture simple.

En résumé, trois de nos animaux, ceux auxquels nous avions injecté de la potasse caustique dans le poumon, sont morts au bout de neuf et dix jours, un peu rapidement pour nous; mais un autre est mort au bout de dix-huit jours, seulement. Avons-nous, chez le dernier cobaye sacrifié au bout d'un mois et qui n'avait sur le poumon que deux taches ardoisées superficielles, été témoin de l'absorption de deux eschares?

Lister[1] a montré que les eschares ne s'éliminent pas sous un pansement antiseptique; peu à peu les dimensions se réduisent sans qu'aucune ligne de séparation se produise.

Puisque nos eschares étaient aseptiques, nous pouvons conclure que l'air qui arrive dans les petites bronches est déjà stérilisé; nous pouvons également conclure qu'il n'y a pas dans le poumon sain de microbes, du moins de microbes pyogènes.

[1] LISTER, Œuvres réunies, p. 228.

L'air qui pénètre dans la plèvre par une plaie du poumon n'intéressant que les petites bronches est donc réellement pur, incapable de déterminer la suppuration, et c'est avec raison que Lister attribuait à la filtration de l'air et non à la faible quantité de sang épanché, l'absence d'accidents dans les cas de pneumothorax qu'il signale.

Voici, du reste, une observation d'un épanchement sanguin compliqué d'hémothorax, où l'épanchement atteignait plus de deux litres.

OBSERVATION. — (BOUILLY. *Épanchements sanguins de la plèvre.*)

Un malade atteint d'une fracture par coup de pied de cheval de la septième et de la neuvième côtes droites, est apporté, salle St-Pierre, à l'hôpital Necker, six jours après son accident... Il est pâle et mourant..., sur la paroi thoracique il y a une simple ecchymose...

L'examen de la poitrine fait reconnaître un épanchement dans la cavité pleurale droite... Une thoracentèse est pratiquée et on retire *deux litres et demi de liquide sanglant et « spumeux. »*

Ce fut une résurrection et le malade, que je m'attendais à trouver mort à ma visite du lendemain, guérit avec une rapidité extrême et ne présenta aucune complication.

L'épanchement ici n'a pas suppuré malgré son abondance et malgré l'entrée de l'air par la voie pulmonaire. Le fait est doublement intéressant.

2° *Epanchements sanguins considérables.* — La clinique nous montre d'une façon certaine, avons-nous
dit déjà, que ce sont les gros hémothorax qui suppurent. Voyons quelles sont les causes réelles de ce fait :

M. Ch. Nélaton prétend que la suppuration se produit dans les épanchements abondants, alors même
que l'accès de l'air dans la poitrine est impossible :
« *C'est ce que l'on observe, par exemple dans les cas
de fracture de côtes avec lésion de l'intercostale* » [1].
Mais, dans sa thèse, nous ne trouvons aucune preuve
de cette assertion, aucun exemple de transformation
purulente d'hémothorax traumatique sans plaie de la
paroi thoracique. Les observations de déchirure de
l'artère intercostale dans les cas de fracture de côtes
sont excessivement rares ; nous n'en voyons que quelques cas parmi les vingt-huit observations d'hémorrhagie de cette artère relatées dans la thèse de Martin [2] :
aucun ne s'est terminé par suppuration. Il n'existe
pas, à notre connaissance, d'observation clinique prou-
vant que les hémothorax traumatiques à l'abri de tout
germe pyogène se comportent autrement que les épanchements consécutifs à une pleurésie hémorrhagique
avec lesquels ils ont tant d'analogie.

Deux sources peuvent donner naissance à des hémorrhagies considérables dans les plaies pénétrantes de
poitrine : la paroi thoracique et le poumon.

[1] Ch. Nélaton. *Loc. cit.*
[2] Martin. Th., 1855.

En dehors d'une lésion des gros vaisseaux, comme les artères intercostales, mammaires internes, une hémorrhagie abondante de la paroi thoracique suppose généralement une large blessure, laissant pénétrer à flots dans la plèvre l'air extérieur et le sang. Que les hémothorax suppurent dans ces conditions, on le conçoit aisément; cependant, la chose n'est pas fatale. L'air atmosphérique, en effet, n'est pas toujours chargé de germes pyogènes. Avant les découvertes de l'antisepsie les plaies se réunissaient parfois par première intention, se cicatrisaient sans suppuration à l'air libre, et la pratique de l'empyème n'a pas constamment donné entre les mains des chirurgiens des résultats désastreux, aussi éclatants et parfois aussi illustres, pourrait-on dire, qu'entre les mains de Dupuytren.

Les gros hémothorax de la plèvre, M. Ch. Nélaton l'a remarqué lui-même, sont généralement dus à la section des gros vaisseaux du poumon, et ce sont précisément ceux-là qui suppurent presque toujours, sinon toujours. Puisque le sang n'est pas capable de produire la suppuration, il faut donc pour l'expliquer que les gros épanchements s'accompagnent de circonstances spéciales. Ces conditions résident simplement dans le fait anatomique que, dans le poumon, les gros vaisseaux sont immédiatement accolés aux bronches; une plaie de ces gros vaisseaux, même par simple coup d'épée, intéressera donc nécessairement les grosses bronches, et l'épanchement sera accompagné de pneumothorax. Et ici l'air qui pénètre à flots par les grosses bronches n'est pas encore filtré ; nous rentrons donc dans les épanchements sanguins ordinaires compliqués de pneumothorax. Il y a même plus ; la suppuration est plus menaçante ; elle est fatale. Les mouvements respiratoires et surtout la toux impriment au sang qui pénètre dans les bronches un mouvement de brassage non seulement avec l'air, mais avec tous les liquides des bronches ; et, le long des parois, le sang recueille tous les micro-organismes arrêtés sur la muqueuse par le mucus et les cils vibratiles, micro-organismes innomblables ; car là se sont amassées à la fois toutes les souillures de l'air atmosphérique et celles dont l'air s'est chargé en traversant les premières voies respiratoires, les fosses nasales, la bouche.

Nous ne pouvons naturellement reproduire ici toutes les observations d'hémothorax traumatiques suivies de suppuration qui sont résumées dans les tableaux de la thèse de M. Ch. Nélaton. Dans toutes, nous constatons que la plaie thoracique siège presque toujours dans le deuxième ou le troisième espace intercostal, parfois dans le quatrième, rarement au delà. Du reste, il faudrait tenir compte de la direction de la blessure qui n'est pas toujours indiquée.

Citons le résumé suivant tiré de la *Relation médicale des événements de juillet 1830* [1].

---

[1] CH. NÉLATON, *Loc. cit.*, p. 100.

Une balle traverse le moignon de l'épaule, lèse le poumon gauche et ressort dans le troisième espace intercostal. Dyspnée extrême, collapsus, anxiété, symptômes d'épanchement pleural. Le troisième jour, les symptômes s'exagèrent, dyspnée, toux, dilatation du thorax. On allait pratiquer l'empyème, lorsque se produit une expectoration, abondante de sang noir mélangé de pus. — Guérison.

Le hile du poumon est donc la région dangereuse des plaies pénétrantes de poitrine ; celles qui s'en rapprochent ont un pronostic fatal, pronostic uniquement subordonné au siège de la blessure. Que l'instrument vulnérant soit une balle de petit calibre ou une épée, il lésera nécessairement les gros vaisseaux et les bronches qui y sont accolées.

Nous reproduirons ici une observation de la thèse de M. Ch. Nélaton empruntée à M Panas. Nous la citerons dans son entier avec les réflexions qu'elle a inspirées au savant professeur ; car, elle contient en quelque sorte le principe de notre argumentation :

OBSERVATION

Herman, 40 ans, terrassier, d'un tempérament lymphatique, n'ayant jamais eu de maladies antérieures est apporté le 3 Janvier 1868 à St-Louis, quarante-huit heures après avoir reçu un coup de couteau.

Le malade examiné au moment même de son entrée, présente à la partie postérieure gauche du thorax, dans le cinquième espace intercostal une plaie de 2 à 3 centimètres, oblique de haut en bas et de dehors en dedans. Son extrémité inférieuré ést distante des apophyses épineuses de 1 centimètre ; són extrémité supérieure de 3. En appliquant la main sur la région, on perçoit la crépitation caractéristique de l'emphysème ; l'épanchement gazeux, assez bien limité, occupe toute la hauteur du dos, il est surtout très considérable sur les côtés de la colonne vertébrale, depuis les premières vertèbres lombaires. Il est limité dans sa largeur, d'une part sur la ligne médiane, par les apophyses épineuses, et, d'autre part il s'étend un peu en dehors du muscle grand dorsal. En appliquant l'oreille sur la paroi thoracique, près de la blessure et un peu en dehors d'elle, où perçoit de l'égophonie. La percussion donne un son mat à la partie inférieure du thorax,

Les crachats au moment de la visite, sont les uns muqueux les autres formés d'un sang noirâtre ou coagulé.

Toutefois, le malade nous apprend qu'il n'en a pas toujours été ainsi, car immédiatement après son accident, il a craché une assez grande quantité de sang rouge.

L'état général est assez alarmant, la dyspnée est grande, le pouls est très fréquent mais les symptômes ne présentent pas encore cet état de gravité que nous trouvons le lendemain.

4 janvier. Le pouls est petit, filiforme, dépressible (148 pulsations par minute); les extrémités sont froides, le visage couvert d'une sueur visqueuse, le teint jaune subictérique.

La respiration est anxieuse, plaintive, la dyspnée extrême ; les inspirations sont au nombre de 72 par minute. La langue est jaune, saburrale; le malade n'a pas dormi de la nuit.

Quant aux symptômes locaux, ils se sont modifiés d'une façon notable depuis la veille; l'emphysème a entièrement disparu, mais, en revanche, l'épanchement liquide a considérablement augmenté, et occupe la cavité pleurale jusqu'au niveau de l'épine de l'omoplate.

A l'auscultation la respiration présente à la partie supérieure et antérieure de la poitrine une résonnance amphorique qui révèle l'existence d'un pneumothorax.

(Plus de sang dans les crachats.)

Prescription. — Julep avec teinture de digitale, 10 gouttes. Sinapismes aux mollets. On fait l'occlusion de la plaie.

Le 5. Nuit assez bonne : pouls toujours très petit et très dépressible (140 pulsations). Respiration encore accélérée (32 pulsations). L'épanchement paraît diminué ; il y a toujours de la résonnance amphorique en avant. Même prescription.

Le 6. Le pouls est plus ample et moins accéléré (126 pulsations). Respiration plus calme (28 inspirations). La sueur visqueuse et le teint jaune plombé qui occupaient le visage ont disparu.

Le malade n'a pas dormi de la nuit. On constate l'augmentation de l'épanchement. Absence de vibrations thoraciques, souffle ; en avant souffle amphorique indiquant la persistance du pneumothorax.

Le 7. Le malade a dormi et pris un peu de potage ; le pouls est meilleur (112 pulsations), peau fraîche ; langue souple la matité remonte toujours au même niveau.

Le pneumothorax persiste toujours, 25 respirations.

Le 8. Insomnie, malgré 0,05 d'opium. P. 112 (28 respirations.

Le pneumothorax dure toujours, l'épanchement est à la même hauteur ; souffle plus fort.

Le 9 Insomnie, accès dyspnéique dans la nuit ; pouls 112 (respirations, 28) Application d'un large vésicatoire sur la poitrine.

Le 10. Nuit assez bonne : P. 108 (respirations, 28) ; le souffle et la respiration amphorique ont diminué, l'apnée persiste.

Le 11. P. 112 (respirations, 26) ; même état ; tintement métallique.

Le 12. P. 104 ; respirations, 36.

Le 13. P. 116.

Le 14. P. 112. Respirations, 32. Pneumothorax persiste.

Le 15. Mêmes signes ; oppression extrême ; sueurs visqueuses ; râles très gros dans le poumon droit.

Prescription. Rhum. Sinapismes aux jambes. Mort à midi.

AUTOPSIE. — La blessure siège dans le sixième espace intercostal, très en arrière, entre les deux apophyses transverses ; 1 centimètre plus en arrière le couteau aurait été arrêté par les lames vertébrales.

La cavité pleurale est remplie d'un liquide de couleur bavaroise (lait et chocolat) formé par le mélange d'un liquide sanguinolent et d'une certaine quantité de pus. La partie supérieure de la plèvre contenait de l'air. Toute la plèvre est tapissée d'une pseudo-membrane tomenteuse et comme grannuleuse, ainsi que cela s'observe dans les pleurésies purulentes.

Le poumon gauche, complètement affaissé près de la colonne vertébrale, n'offrait qu'un seul point adhérent de l'étendue d'une pièce de 5 francs en argent, vis-à-vis la gouttière costo-vertébrale, vers le tiers supérieur du bord postérieur de l'organe. La mollesse de l'adhérence indiquait qu'elle était manifestement postérieure à l'accident.

La plaie du poumon, encore béante et permettant à l'air insufflé par la trachée de s'écouler dans la plèvre, offre une étendue de 2 centimètres ; elle siège au milieu de la hauteur du bord postérieur du poumon et à son niveau, il n'existe aucune adhérence pleurale. Cette plaie profonde de 4 à 5 centimètres, est récouverte d'une fausse membrane fibrino-purulente et arrive à la racine du poumon où elle divise des bronches volumineuses (de troisième ordre seulement) et de grosse ramifications vasculaires. Ceci nous explique l'hémorrhagie abondante dans la plèvre, les crachements sanguins abondants, la pénétration de l'air dans la plèvre jusqu'à la mort ; *et à ce propos on peut remarquer que les plaies pulmonaires qui intéressent la racine des bronches ne se comportent pas de même que celles infiniment plus nombreuses qui pénètrent par le milieu ou la partie antérieure de l'espace intercostal.*

On doit noter en outre que le poumon doit être engoué à sa base et emphysémateux dans presque toute son étendue ; ce qui nous explique l'apnée qui a entraîné la mort par asphyxie. La

-présence d'une grande quantité de sang noir dans le cœur gau-
·che et dans l'aorte nous donne la preuve de la réalité de cette
hypothèse.

M. Panas pense qu'à cause de la persistance de la pénétra-
·tion de l'air dans la cavité pleurale, l'opération de l'empyème
n'aurait donné aucun résultat. Il a remarqué en outre que mal-
·gré l'absence de toute adhérence l'emphysème a existé dans les
premiers jours.

Etant donné que la suppuration de ces épanchements est la loi, nous ne comprenons pas la réserve
faite par M. Panas au sujet de l'opération de l'empyème.
L'ouverture de la cavité thoracique évite la formation
d'un clapier et permet les lavages de la plaie. Dans
trois cas analogues, Baudens[1] fit l'empyème le cinquième jour, avant le développement de symptômes
graves, et la guérison suivit. Il n'y a évidemment aucun
intérêt à attendre, pour la pratiquer, des accidents qui
se produiraient indubitablement, l'épanchement étant
pour ainsi dire infecté d'emblée.

Ce caractère d'infection d'emblée ressort bien de
l'examen des observations cliniques. Si nous étudions
la marche de ces hémothorax, appelés à devenir puru-
lents, nous voyons que les symptômes de suppuration éclatent rapidement, après une période très
courte d'incubation normale. Du troisième au cinquième jour, rarement plus tard, apparaissent un ac-
croissement considérable de la température, sueurs,

[1] NÉLATON. Th., Paris, p. 168.

fièvre, délire ; les symptômes vont en progressant jusqu'à l'évacuation spontanée du pus par la plaie thoracique ou par la fistule pleuro-bronchique, ou jusqu'à l'évacuation provoquée par la ponction, par l'opération de l'empyème.

Cette marche rappelle celle du phlegmon et celle de toutes les suppurations aiguës.

Ce sont bien là tous les signes d'une infection microbienne. On comprendrait à la rigueur qu'une quantité de sang considérable lente à se résorber entretînt dans la plèvre un travail phlegmasique aboutissant à une extravasation de sérosité, de leucocytes chargés de germes pyogènes (nous avons vu par nos expériences que ce travail inflammatoire n'existe pas) ; mais qu'elle produise une inflammation aiguë en quelques jours, le fait est insoutenable.

La plèvre est une cavité fermée ; il ne peut se produire dans un hémothorax les phénomènes qui se passent parfois dans les hématomes du tissu cellulaire succédant à une contusion. Là, de nombreux vaisseaux ont été rompus, broyés, vaisseaux sanguins et vaisseaux lymphatiques, et ceux-ci peuvent déverser dans le foyer sanguin des micro-organismes puisés en amont, à la surface d'une plaie insignifiante, même plusieurs jours après la contusion. Dans l'hémothorax, il n'en saurait être ainsi, l'infection vient directement, soit de la plaie thoracique, soit de la plaie pulmonaire, par l'intermédiaire de l'air ou d'un autre agent comme les mucosités bronchiques, instruments vulnérants, etc......

Cependant, il existe des observations d'hémothorax de la plèvre ayant suppuré tardivement, au bout de deux ou trois mois, mais ce ne sont généralement pas les plus considérables. Dans ces cas, les premiers accidents disparaissent très promptement au bout de deux ou trois jours parfois, et donnent au malade, au chirurgien même, l'illusion d'une guérison complète. Après quelques semaines, quelques mois, de nouveaux accidents surviennent du côté du thorax et aboutissent rapidement à une pleurésie purulente. L'abondance de l'épanchement ne saurait être invoquée ici pour expliquer la transformation purulente. Nous avons dit plus haut que peu de plaies, et par conséquent peu d'épanchements sanguins consécutifs à une plaie pénétrante de poitrine, ne s'accompagnent pas d'un certain degré d'infection. L'inflammation légère, insensible, demeure latente, puis se réveille parfois sans motif appréciable, mais toujours sous l'influence des micro-organismes introduits dans l'épanchement au moment de la blessure.

CONCLUSIONS

I. — Le sang épanché dans la plèvre se coagule instantanément.

Si l'épanchement est traumatique, le sérum se résorbe très rapidement et le caillot détermine une simple *pleurite adhésive* et non une pleurésie exsudative.

Lenteur de résorption dans certains cas du moins, pleurésie exsudative, transformation purulente sont trois degrés d'infection de l'hémothorax par des micro-organismes.

II. — Les épanchements expérimentaux de sang pur, *même les plus volumineux*, ne suppurent jamais.

III. — Il en est de même des épanchements médicaux, des pleurésies hémorrhagiques où le sang est maintenu dans le thorax à l'abri des germes de la suppuration ; ces épanchements ne suppurent que si l'on introduit ces germes dans la plèvre, par une ponction faite avec des instruments septiques par exemple.

IV. — Dans les épanchements traumatiques, si nous laissons de côté la question de l'infection de la plaie extérieure, nous voyons :

1° Que les petits épanchements ne suppurent pas, comme l'a dit M. Ch. Nélaton. Cela tient à ce fait que dans les petits épanchements la plaie pulmonaire est superficielle. La plaie thoracique étant très petite, l'air arrive dans le foyer sanguin par les fines ramifications des bronches seules intéressées par la plaie pulmonaire.

Or dans ces conditions l'air est filtré, stérilisé comme le prouvent :

a. Les expériences de Tyndall ;

b. Les observations cliniques et particulièrement les cas d'hémothorax traumatiques signalés par Lister.

c. Les expériences plus récentes de Straus et Dubreuilh.

d. Les recherches micro-biologiques de Polguère.

e. Les eschares aseptiques que nous avons produites à la périphérie du poumon de nos cobayes.

2° Que les gros épanchements suppurent souvent. Dans ces cas, d'après M. Ch. Nélaton, l'abondance de l'épanchement est causée par la blessure des gros vaisseaux du poumon et la suppuration est due à l'abondance de l'épanchement. En réalité, la suppuration est liée à ce fait que les grosses bronches, accolées aux gros vaisseaux, sont nécessairement intéressées par la plaie, et que le sang de l'hémothorax est brassé dans les bronches avec l'air et avec les mucosités bronchiques chargées de tous les micro-organismes qui s'y sont amassés.

De ces conclusions sur les conditions pathogéniques

de la suppuration des épanchements sangu[...] dans la plèvre, nous tirons, outre les règles d'occlusion de la plaie et d'antisepsie ordinaire, les conclusions particulières suivantes pour le traitement des hémothorax :

1° La ponction exploratrice permet d'évacuer au moins la partie liquide de l'hémothorax, tout en permettant l'occlusion de la plaie. Elle hâte et favorise la guérison, elle restreint considérablement les indications de l'empyème ; mais elle ne peut prévenir la suppuration qui n'est pas subordonnée uniquement à l'abondance de l'épanchement.

2° Aussi, dans les cas d'épanchements considérables, dus à la section des gros vaisseaux du poumon, la suppuration étant fatale, il faut, imitant la pratique couronnée de succès de Baudens, recourir rapidement, d'emblée même, à l'empyème.

IMPRIMERIE LEMALE ET Cⁱᵉ, HAVRE.